EXTRAIT
DE L'ABRÉGÉ
DE
MÉDECINE VÉTÉRINAIRE PRATIQUE,

Publié en italien, en 1813, par J. B. Volpi, *professeur de clinique à l'École royale vétérinaire de Milan;*

PRÉCÉDÉ

Du Compte qui a été rendu de cet ouvrage à la Société royale et centrale d'agriculture, en novembre 1818;

Par E. Barthelemy,

Professeur de clinique à l'École royale vétérinaire d'Alfort, correspondant de ladite Société.

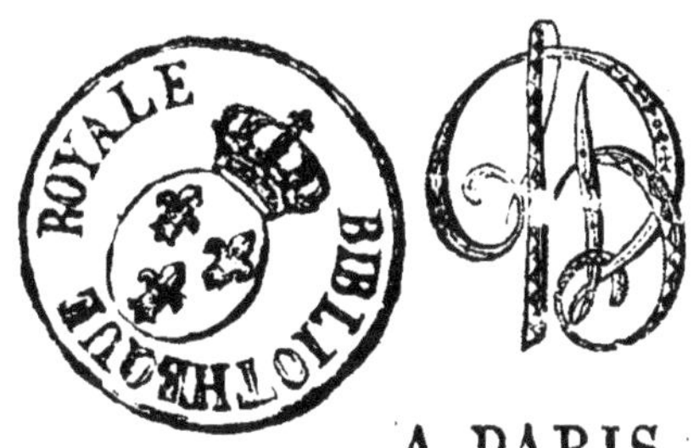

A PARIS,
DE L'IMPRIMÉRIE DE MADAME HUZARD,
(née Vallat la Chapelle),
Rue de l'Eperon-Saint-André-des-Arts, n°. 7.

Mai 1819.

Extrait des *Annales de l'agriculture française*, tomes V et VI, 2e. Série.

COMPTE RENDU

A la Société royale et centrale d'agriculture, du premier volume d'un ouvrage ayant pour titre : Abrégé de Médecine vétérinaire pratique, par J. B. Volpi, *professeur de clinique à l'École royale vétérinaire de Milan*, etc. Tome 1er. Milan, 1813 (1).

Le sujet de cet ouvrage, que M. *Volpi* déclare n'avoir publié que pour céder aux pressantes sollicitations de ses élèves, est divisé en deux parties, formant chacune un volume. Le premier, duquel vous avez bien voulu me charger de vous rendre compte, est un in-8°. de 325 pages, compris le titre, la préface, un mémoire sur la manière de faire prendre le vert aux chevaux au printemps, copie d'une lettre adressée à l'auteur en 1811 par le Ministre directeur de l'administration de la guerre de l'empire français, la table et l'errata ; il renferme la pathologie médicale. Le deuxième, qui n'a pas été publié en même

(1) *Compendio di medicina pratica veterinaria di* Gio. Battista Volpi, *professore di clinica nella R. scuola veterinaria di Milano, etc. vol.* 1°. *Milano*, 1813.

temps que le premier, traitera de la chirurgie, et spécialement des opérations chirurgicales.

Dans la préface, M. *Volpi* expose que la médecine vétérinaire n'est restée en arrière de la médecine humaine que parce qu'on la considéra long-temps comme une profession vile, dont on abandonna l'exercice à la classe la plus ignorante de la société; que ce furent les Français qui, enrichis par les trésors que le génie italien avait accumulés, la tirèrent de l'état d'avilissement dans lequel elle était plongée, pour l'élever à la splendeur scientifique; que si de nos jours elle n'a pas fait des progrès aussi rapides que l'on était en droit de l'espérer, c'est à l'erreur de ceux qui la considérèrent comme étant essentiellement différente de la médecine humaine, et comme ne pouvant en espérer aucun secours, qu'il faut attribuer le retard qu'elle éprouva: aussi n'est-ce pas sans honte, selon lui, que, dans la majeure partie des ouvrages modernes, on lit encore les chimères que l'on enseignait dans l'enfance de la médecine; toutefois, ajoute-t-il, on commence à secouer le joug des préjugés, et, dans peu, je le prédis avec le plus grand médecin philosophe vivant (l'auteur désigne ainsi le docteur *Rasori*, de Milan), la vétérinaire marchera sur sa propre route, et tendra une main secourable à la médecine humaine.

Voulant démontrer l'existence des rapports par lesquels la médecine vétérinaire est liée à celle de l'homme, l'auteur puise ses preuves dans l'analogie d'organisation : suivant lui, la structure des viscères dans l'homme et dans les animaux étant absolument la même, ainsi que la plus fine anatomie l'a démontré, les fonctions ne peuvent être différentes, et par conséquent les agens, quels qu'ils soient, doivent exercer sur les derniers une influence parfaitement semblable à celle qu'ils exercent sur le premier; d'où il conclut : qu'il n'y a pas de différence calculable entre la médecine de l'homme et celle des animaux, excepté que l'exercice de celle-ci présente, ainsi que les plus célèbres médecins en conviennent, des difficultés plus grandes et plus nombreuses.

Passant aux changemens qu'il veut introduire dans la pratique de la vétérinaire, M. *Volpi* déclare qu'il n'a corrigé ou réformé la plupart des principes admis par ses prédécesseurs, qu'après les avoir examinés les faits à la main, et s'être convaincu qu'ils n'avaient été embrassés que par crédulité. Sans se dissimuler que son ouvrage présente des lacunes, l'auteur pense avoir dit tout ce qu'il était nécessaire de dire, et il se félicite d'y avoir mis du neuf; il assure, au surplus, que les traitemens qu'il propose ont toujours été éprouvés avec le plus grand succès; qu'il a accordé la préférence aux médicamens indigènes, aux moins chers et aux plus énergiques; qu'il s'est particulièrement occupé des maladies inflammatoires, parce qu'elles sont les plus communes et les plus graves; qu'il a négligé les citations d'auteurs, parce qu'elles ne servent qu'à montrer la manie de paraître savant; enfin, qu'il lui a paru superflu de s'occuper d'une division et subdivision des maladies, étant bien persuadé que si elles ne sont pas nuisibles, elles sont au moins inutiles.

Entrant ensuite en matière, M. *Volpi*, s'abstenant de toute espèce de considérations générales, passe incontinent à la description de la fièvre synoque (fièvre angioténique), la première des maladies qu'il désigne sous la dénomination générale de fébriles; car, sans avoir égard à l'opinion qu'il a émise relativement aux divisions des maladies, celles qu'il décrit ont été divisées par lui en fébriles et en chroniques, et ces dernières sont même sous-divisées en non contagieuses et en contagieuses, qu'il nomme encore contagions chroniques.

De cette classification il résulte, que toutes les

maladies décrites dans le volume qui nous occupe sont rangées dans l'ordre suivant :

Maladies fébriles.

1°. Fièvre synoque; 2°. péripneumonie; 3°. angine; 4°. coryza; 5°. glossite; 6°. ophthalmie; 7°. encéphalite; 8°. arthritis et fourbure; 9°. rhumatisme; 10°. gastrite, entérite et colique; 11°. hépatite et splénite; 12°. néphrite; 13°. cystite; 14°. métrite; 15°. hydropisies; 16°. flux intestinal; 17°. phlegmon et érysipèle; 18°. javarts; 19°. eaux aux jambes; 20°. apoplexies; 21°. fièvre pernicieuse; 22°. tétanos.

Maladies chroniques non contagieuses.

1°. Phthisie pulmonaire; 2°. asthme et pousse; 3°. épilepsie.

Maladies chroniques contagieuses, ou contagions chroniques.

1°. Morve; 2°. farcin; 3°. gale.

A la description de ces différentes maladies, l'auteur a ajouté celle de la tympanite et de l'indigestion.

Par cet exposé on voit, 1°. que l'auteur n'a pas parlé des affections charbonneuses, cancéreuses, dartreuses et vermineuses; des paralysies, des vertiges, de la rage, de la maladie des chiens, de la danse de saint Guy, du catarrhe pulmonaire, du tournis, de la clavelée, de la ladrerie, etc.; 2°. qu'il a réuni dans une même série des maladies regardées jusqu'à présent comme étant de nature essentiellement différente : les inflammations, les hydropisies, le tétanos; 3°. enfin, qu'il a rangé quelques maladies chirurgicales parmi les maladies internes : le phlegmon, les javarts, etc. Il est vrai que, dans une note, M. *Volpi* déclare, page 62, qu'il n'a pas décrit la rage, parce que n'ayant aucune observation en propre, il ne pouvait rien ajouter à ce qui avait été dit sur cette affection ; et qu'à l'égard de la maladie des chiens, il renvoie au traité publié sur ce sujet par son collègue *Leroy* (1).

Quant à la marche qu'il a suivie pour décrire chaque maladie considérée isolément, elle est loin d'être aussi régulière qu'on pourrait le désirer. C'est ainsi qu'il débute indistinctement : soit par quelques considérations générales, soit

---

(1) *Trattato teorico pratico d'istruzioni veterinarie, nei casi d'epizootie, dell illustre professore* Ler[illegible].

par l'indication des causes, soit par l'exposé des symptômes. Cette manière de s'affranchir d'une monotone uniformité a bien l'avantage de rendre la lecture moins fatigante, mais, dans un ouvrage de la nature de celui de M. *Volpi*, cette qualité ne nous paraît pas devoir être préférée à la méthode, qui favorise si puissamment l'étude, tant par les rapprochemens qu'elle établit, que par ceux qu'elle permet de faire. L'auteur a également négligé de distinguer par des titres les articles *symptômes*, *causes*, etc.

Si M. *Volpi* n'a pas jugé convenable de faire jouir ceux pour qui il déclare avoir écrit, des avantages qui ne pouvaient manquer d'être pour eux le résultat d'un plan uniforme, il a bien senti que, dans un traité de médecine-pratique, l'exemple devait être placé à côté du précepte; aussi, ce qu'il avance est-il presque toujours étayé par des faits, précieux fruits de trente années d'observations, et qui suffiraient, seuls, pour rendre cet ouvrage recommandable. Toutefois, il est à regretter que ces nombreuses citations soient trop généralement relatives à des succès, et que, dans plusieurs cas, l'auteur se soit contenté d'indiquer d'une manière approximative, et les doses des substances administrées et la durée du traitement.

La symptomatologie est incontestablement ce

qu'il y a de meilleur dans ce volume ; néanmoins, comme M. *Volpi* s'est borné à caractériser l'état des maladies, au lieu de les considérer dans leurs différentes périodes, ses descriptions laissent généralement quelque chose à désirer ; cette imperfection, au surplus, paraît être le résultat nécessaire du peu de cas qu'il fait des symptômes qui, selon lui, ne caractérisent que l'état maladif, sans indiquer ni la nature, ni le degré de gravité de l'affection, puisque souvent ils perdent de leur intensité lorsque la maladie s'aggrave, *et vice versâ*, et que, dans une maladie déterminée, il n'est pas rare de les voir présenter des aberrations telles, que les hommes de l'art les moins expérimentés se persuadent alors qu'il est survenu une autre maladie, ou, au moins, que celle qui existait a été transformée en une affection nouvelle. L'auteur est porté à croire que l'apparence plus ou moins imposante des symptômes dépend, en grande partie, de la manière de sentir de l'individu, qui peut varier d'un instant à l'autre, et qui est nécessairement différente dans les diverses espèces d'animaux ; aussi, n'est-ce jamais la forme apparente des symptômes qui le guide, soit dans le choix des médicamens, soit dans la détermination des doses, et s'il ne s'est pas dispensé de les décrire, c'est parce que, outre qu'ils décèlent l'existence de la maladie, on est encore forcé d'établir, d'après eux, les premières indications curatives.

La méthode curative proposée par M. *Volpi* est toujours simple, peu dispendieuse, et d'une exécution facile. Le nombre des substances médicamenteuses dont il conseille l'usage est on ne peut plus restreint, bien qu'il renferme encore plusieurs succédanées. L'auteur regrette sur-tout que le quinquina, dont il ne fait pas plus de cas que le docteur *Rasori*, et pour lequel cependant certains vétérinaires ont une grande prédilection, ait été introduit dans notre matière médicale. Il est vraiment fâcheux, que des qualités aussi précieuses se rattachent à une doctrine médicale, dont l'exactitude des principes est loin d'être rigoureusement démontrée.

Cette doctrine, dont M. *Volpi* ne fait l'exposé nulle part, et que l'on est réduit à étudier dans le corps de l'ouvrage, n'est pas, comme on pourrait le croire, la nouvelle doctrine médicale italienne, dont les principes ont été savamment développés par le docteur *Tommasini*, dans son introduction aux leçons de clinique médicale, à l'université de Bologne (1); car nous n'avons

(1) *Della nova dottrina medica italiano prolusione*

rien trouvé de relatif à l'excitation locale, de laquelle les médecins italiens font résulter les maladies dites par irritation ; l'auteur s'en est tenu jusqu'alors à la doctrine du contre-stimulus (*contro-stimolo*), que le docteur *Rasori*, dont il se montre le zélé partisan, prétend avoir professée dès 1797, cinq ans après en avoir conçu l'idée. Cependant il serait possible que, dans le volume destiné à la partie chirurgicale, M. *Volpi* admît l'existence de l'excitation locale, ce qui rendrait sa doctrine conforme à celle que professent la plupart des médecins ses compatriotes.

Suivant la doctrine du contre-stimulus, toutes les maladies résultent : ou d'un excès de stimulisation générale (maladies sthéniques), ou dépendent du défaut contraire (maladies asthéniques).

L'altération de tout l'organisme constitue la diathèse; quand il y a excès de stimulisation, la diathèse est dite du stimulus; dans le cas contraire, elle est du contre-stimulus. Le degré d'intensité de la diathèse est variable.

Les maladies avec diathèse du stimulus sont

---

alle lezioni di clinica medica nella p. Universita di Bologno, per l'anno scolastico 1816 - 1817. *Del professor* Giacomo Tommasini. *Bologno,* 1817.

beaucoup plus fréquentes que celles dont la diathèse est opposée. La diathèse du contre-stimulus ne produit pas de lésions apercevables à l'ouverture des cadavres.

Les différens agens exercent leur action sur la fibre animale considérée abstractivement; toutes les substances appliquées à la fibre n'agissent pas de la même manière, ainsi que *Brown* l'a avancé : les unes sont stimulantes, les autres contre-stimulantes ; les premières, telles que le vin, les préparations alcooliques, les aromates, l'opium, le camphre, etc., augmentent l'action, l'énergie de la fibre, et déterminent la contraction des parties ; les secondes, telles que tous les antiphlogistiques, les purgatifs, les diurétiques, les apéritifs, etc., détruisent les effets des stimulus naturels ou surabondans, et produisent le relâchement des parties, même quand elles ne procurent pas d'évacuations. L'emploi continué de ces derniers moyens amène la débilité, et peut transformer les maladies sthéniques en maladies asthéniques.

Les symptômes de la maladie peuvent varier, mais la nature de l'affection et la manière d'agir des médicamens sont invariables.

Toute maladie accompagnée de la diathèse du stimulus doit être combattue par les contre-stimulans ; l'inflammation présente constamment ce caractère ; aussi, exige-t-elle toujours les antiphlogistiques, même quand le malade est arrivé au dernier degré d'affaiblissement, et qu'il y a désorganisation complète de la partie enflammée.

Les maladies par défaut de stimulisation, de même que celles qui résultent de l'abus des contre-stimulans, réclament l'emploi des stimulans.

La fibre supporte une dose d'autant plus forte de stimulans ou de contre-stimulans, que la diathèse qui en nécessite l'emploi est plus grande ; ainsi, la capacité du système, d'après laquelle il peut recevoir impunément des doses variables d'un médicament approprié, est déterminée par le degré de la diathèse.

Le degré d'intensité de la diathèse varie dans la même maladie considérée non-seulement sur des individus différens, mais encore dans les diverses périodes de son cours ; aussi, la capacité du système pour le médicament croît-elle à mesure que l'affection fait des progrès, pour diminuer avec elle ; il convient donc de régler les doses d'après ces modifications.

La diathèse se mesure bien moins sur le degré de gravité apparent des symptômes, que sur l'aptitude du système à supporter des doses plus ou moins fortes de celles des substances à l'aide desquelles il convient de la combattre.

Telles sont les bases de cette doctrine, qui réunit le double avantage de simplifier l'étude de la médecine et d'en rendre l'exercice d'une facilité admirable, mais dont les principes paraissent si peu conformes à l'observation rigoureuse des faits.

Pour donner une idée exacte de l'application que M. *Volpi* fait de la doctrine du contre-stimulus, nous nous bornerons à indiquer le traitement qu'il conseille d'opposer à la fièvre synoque; ce traitement étant celui qu'il prescrit contre toutes les maladies qu'il considère comme étant accompagnées de la diathèse du stimulus, lesquelles forment plus des trois quarts de celles qu'il a décrites.

Selon M. *Volpi*, la fièvre synoque est toujours accompagnée de la diathèse du stimulus, c'est-à-dire, résulte constamment d'un excès de stimulisation générale; aussi, le but du vétérinaire appelé à la combattre doit-il se borner à enlever à l'organisme le stimulus surabondant; or, comme le sang est le plus énergique de tous les stimulans, il faut se hâter d'en diminuer la quantité par des saignées copieuses, dont on secondera en outre les effets par l'usage des autres contre-stimulans, parmi lesquels les purgatifs, à fortes doses, devront être préférés.

L'auteur ne se borne pas, au surplus, à prescrire la saignée; il recommande encore de faire une grande ouverture à la veine, afin que ce qu'il nomme lymphe coagulable (*lymfa coagulabile*), qu'il dit être accidentellement mêlée avec le sang, et à laquelle il attribue la formation de la couenne que présente le sang coagulé, puisse être évacuée; car, c'est sur-tout de cette lymphe dont il faut débarrasser promptement l'économie animale, si l'on veut prévenir les altérations organiques qui ne tardent pas à rendre ces sortes de maladies incurables; altérations qu'il fait résulter de l'épanchement et de l'accumulation de la lymphe coagulable dans la trame des organes. Pour faire sentir la nécessité de pratiquer une grande ouverture au vaisseau, M. *Volpi* déclare s'être assuré que l'épaisseur de la couenne précitée est toujours proportionnée à la grandeur de l'ouverture par laquelle le sang est sorti.

L'usage des saignées, dans les maladies de la nature de celles dont il s'agit n'est pas nouveau; à la vérité, l'auteur recommande de les faire copieuses; mais s'il doit en être ainsi, pourquoi donc les quantités moyennes de sang qu'il conseille de tirer aux animaux de chaque espèce, diffèrent-elles à peine de celles qui ont été prescrites par *Chabert*, dès 1792 (1)?

Quant à la nécessité de pratiquer une grande ouverture à la veine, et aux rapports qu'il suppose exister entre l'étendue de cette ouverture et l'épaisseur de la couenne que présente le sang coagulé, l'expérience nous a appris : que si les différens degrés d'épaisseur de cette couenne étaient véritablement étrangers à la distance que le sang avait à parcourir pour arriver dans le vase destiné à le recevoir, ils ne dépendaient pas davantage de la grandeur de l'ouverture par laquelle il s'échappait du vaisseau, et qu'il fallait chercher ailleurs la cause de ce phénomène. En effet, comment concevoir que pour livrer passage à une lymphe coagulable, que l'auteur reconnaît être susceptible de pénétrer dans les vaisseaux capillaires sanguins, et même de s'échapper de ces capillaires pour constituer des épanchemens, des hépatisations, etc., il fallût absolument une grande ouverture? La théorie concernant cette lymphe concrescible ne nous paraît pas, d'ailleurs, en harmonie avec l'état actuel de nos connaissances sur la composition des fluides cir-

(1) Instructions et Observations sur les Maladies des animaux domestiques. Paris, 1792, page 102.

culatoires, sur les modifications et les altérations dont ils sont susceptibles, sur les différens rapports qui existent entre eux, etc.

Si l'usage de la saignée, dans les cas de synoque et de maladies inflammatoires, n'est pas nouveau, on peut en dire autant de celui des purgatifs, puisque les bons effets qu'ils produisent alors avaient déjà été constatés par *Sydenham*, *Huxham*, *Boerhaave*, etc., etc., et que *Brown* les prescrits contre les maladies sthéniques, comme débilitans; mais, si les avantages qui résultent de l'emploi de ce moyen dans les circonstances dont il s'agit ne peuvent être contestés, n'est-il pas permis de les considérer comme l'effet nécessaire d'une heureuse révulsion, plutôt que de les attribuer à la prétendue soustraction d'un stimulus dont l'existence sera toujours si difficile à démontrer? Le dégorgement de la partie enflammée vient à l'appui de la première de ces deux hypothèses.

Si l'étude et l'exercice de la médecine peuvent être simplifiés avec avantage sous plusieurs rapports, il est aussi des limites que tout réformateur doit éviter de franchir, s'il ne veut substituer de nouvelles erreurs à celles qu'il se propose de détruire. Dans le nombre des preuves que nous pourrions apporter à l'appui de cette vérité, nous nous bornerons à celle qui nous paraît résulter de l'application que l'on a faite de la doctrine du contre-stimulus au traitement de la gastrite et de l'entérite, maladies contre lesquelles M. *Volpi* prescrit les cathartiques; en effet, de ce que l'usage de ces médicamens est avantageux dans les maladies inflammatoires, doit-on en conclure qu'ils sont indiqués lorsque les surfaces sur lesquelles ils exercent directement une action irritante, se trouvent elles-mêmes enflammées? Nous étions loin de le penser; néanmoins, ne voulant rien avancer dont nous ne fussions certains, nous nous sommes assurés: qu'au moyen de l'aloès, on pouvait déterminer l'inflammation de la muqueuse du tube intestinal, et produire, par conséquent, une des maladies contre lesquelles M. *Volpi* recommande d'employer cette substance.

Plusieurs auteurs ont cru, et quelques-uns croient encore à l'existence d'un javart contagieux, qu'ils disent être la source de la vaccine, et auquel ils attribuent aussi l'étonnante propriété de préserver de la variole. M. *Volpi* attaque cette opinion, et lui oppose des faits qui nous ont paru du plus grand intérêt; toutefois, la discussion dans laquelle il s'engage dans cette circonstance prouve d'une manière évidente: qu'il est encore, lui-même, dans l'erreur en ce qui concerne la maladie des jambes du cheval, à laquelle l'immortel *Jenner* attribue la vaccine.

S'il est vrai que les rédacteurs de la Bibliothèque britannique, en publiant la précieuse découverte du célèbre médecin de *Berkeley*, avancèrent que le *grease* était ce que nous nommons javart (1), il ne l'est pas moins que, tandis que les médecins français, italiens et allemands, sans excepter de ces derniers le docteur *Decarro*, de Vienne (2), s'en rapportaient à cette traduction, le docteur *Aubert*, de Genève (3), et le traducteur anonyme de l'abrégé concernant la vaccine, par le docteur *Aikin* (4), appliquèrent ce mot anglais à la maladie désignée sous le nom d'eaux aux jambes, et qu'il y eut dès-lors incertitude sur ce point; mais, comme il suffisait d'avoir lu

---

(1) Bibliothèque Britannique, année 1798.

(2) Lettre aux rédacteurs de la Bibliothèque Britannique. Vienne, 27 juillet 1799. Voyez Bibliothèque Britannique, année 1799.

(3) Notice historique sur la vaccine, etc. Paris, vendémiaire an IX. Rapport sur la vaccine, ou Traité de cette maladie, etc. Paris, an IX.

(4) Abrégé des faits les plus importans concernant la vaccine, etc. Traduit de l'anglais par M. *B****. des *C****, médecin de la Faculté de Paris. Paris, 1801.

ou de lire la description du *grease* dans les hippiatres anglais, pour savoir de quel côté était l'erreur, M. *Huzard*, qui avait imprimé, dès 1783, que *grease* et eaux aux jambes étaient synonymes (1), ne tarda pas à la signaler (2); et bientôt, le rapport sur la vaccine que fit à la première classe de l'Institut, en 1803, une commission dont M. *Huzard* faisait partie, et dans lequel les eaux aux jambes sont indiquées comme cause présumée du cow-pox (3), vint fixer l'opinion des vaccinateurs français. Or, en admettant, avec M. *Brugnone*, que les médecins italiens aient véritablement été trompés sur l'origine présumée du cow-pox, par les traducteurs français des ouvrages de *Jenner* (4), ne doit-on pas

(1) Voyez le tableau des synonymes, placé à la fin du Traité des Eaux aux jambes, par *J. B. Huzard.* Paris, 1783.

(2) Voyez Bibliothèque Italienne, an XI, tome 2, page 145. Lettre de M. *Huzard* à M. *Brugnone.*

(3) Rapport fait au nom de la commission nommée par la classe des sciences physiques et mathémathiques, pour l'examen de la méthode de préserver de la petite vérole par l'inoculation de la vaccine. Paris, 1803. Signé *Portal, Fourcroy, Huzard, Hallé.*

(4) *Del Vajuolo de Quadrupedi e degli ucelli*, p. 25. Brochure extraite du tome IX des *Memorie della Societa di Agricoltura di Torino. Torino*, 1812.

s'étonner de voir plusieurs d'entre eux rester si long-temps dans l'erreur, au milieu de tant de moyens d'en sortir? et qu'en 1813, M. *Volpi*, séduit sans doute par l'autorité du docteur *Sacco*, de Milan (1), le *Jenner* italien, suivant *Sacchetti* (2), ait imprimé que c'était au javart que l'on croyait devoir la vaccine; lorsqu'il lui était si facile de découvrir: soit dans la réponse de M. *Huzard* à M. *Brugnone* (3), qui désirait savoir si ce n'était pas au javart charbonneux que l'on attribuait cette affection, ainsi qu'il l'avait soupçonné (4); soit dans l'instruction concernant la vaccine, par le docteur *Buniva* (5); soit enfin, dans la Dissertation de M. *Brugnone*, sur la variole des quadrupèdes et des oiseaux (6), que tous les auteurs n'étaient pas d'accord sur cette

(1) *Tratato di vaccinazione*, *con osservazione sul giavardo et vajuolo peccorino. Milano*, 1809.

(2) *Memorie per servire alla storia d'ell' innesto della vaccina. Torino, anno X.*

(3) Voyez la note (2) de la page précédente.

(4) *Bometria*, *ossia della conformazione esterna del corpo delle Bestie Bovino*, etc. *Torino*, 1802.

(5) *Istruzione interno alla vaccinazione*, *preceduta da un discorso storico sulla sua utilita. Torino*, 1804. *V. Bullettino del consiglio subalpinà di sanita*, n°. 13, pages 9, 127, 128.

(6) Voyez la note (4) de la page précédente.

étiologie? et lorsque, sur-tout, à défaut du Traité des Eaux aux jambes, par M. *Huzard* (1), et de la traduction anglaise qui en a été publiée à Londres sous le nom de *Vial de Sainbel* (2), il lui suffisait de consulter la description du *grease*, par *Delabère Blaine* (3), vétérinaire anglais, qu'il cite quelquefois, pour être convaincu que *the grease* n'est autre chose que la maladie qu'il a décrite sous le nom de *spurgo-alle-gambe;* sorte d'affection que les Italiens nomment encore *ricciuolo;* et que ce n'était nullement le *giavardo* ou *chiavardo*, comme l'assurent les docteurs *Sacco* et *Birago*, d'après des expériences qui ne sont rien moins que concluantes (4)?

Parmi les articles qui nous ont paru mériter une attention particulière, nous avons remarqué celui qui a pour titre, *Fièvre pernicieuse*. La description que M. *Volpi* donne de la maladie

(1) Voyez la note (1) de la page 21.

(2) *An Essay on the grease, or watery sores in the legs of horses.* Ce mémoire est inséré dans un vol. in-4°. qui a pour titre : *Element of the veterinary art*, etc. *London*, 1797.

(3) *The outlines of the veterinary art*, etc. *London*, 1802, tome II, page 681 et suivantes.

(4) Voyez la note (1) de la page précédente. *Courrier de Milan*, n°. 20. *Bibliothèque Italienne*, t. 1er., p. 143.

qu'il nomme ainsi, jointe aux observations qui y font suite, nous semble démontrer qu'elle n'est autre chose que ce que l'on désigne généralement sous les noms de vertige abdominal, vertige symptomatique, etc.; sorte d'affection dont on n'a jusqu'alors que très-rarement triomphé, et dans le traitement de laquelle M. *Volpi* assure avoir obtenu des succès si marqués, en 1811, que plusieurs prédicateurs des environs de Milan, à la connaissance desquels ces succès étaient, dit-il, sans doute parvenus, ont annoncé en chaire qu'il avait trouvé le moyen de guérir la maladie qui faisait alors de si grands ravages sur les chevaux.

Dans tous les cas, le nouveau point de vue sous lequel M. *Volpi* envisage cette maladie, nous paraît mériter une attention d'autant plus sérieuse, que depuis long-temps nous étions en quelque sorte persuadés que le nom de vertige abdominal était indistinctement donné à des maladies tout-à-fait différentes, et que, tout récemment, les moyens que l'auteur recommande d'opposer à ce qu'il qualifie de fièvre pernicieuse, nous ont parfaitement réussi dans un cas très-grave de la nature de ceux que nous nommons vertige abdominal.

Nous ne terminerons pas l'exposé de ce que l'ouvrage de M. *Volpi* renferme d'essentiellement remarquable, sans parler de la morve; l'opinion de l'auteur, en ce qui concerne cette maladie, est d'un intérêt d'autant plus grand, que les vétérinaires qui envisagent cette affection sous un nouveau point de vue, ne pourront lui reprocher un attachement aveugle pour ce qu'ils qualifient de vieilles erreurs.

La morve, dit M. *Volpi*, ne peut être occasionnée que par la contagion; l'opinion de ceux qui prétendent que cette redoutable maladie n'est pas contagieuse par elle-même, mais qu'elle peut le devenir par les progrès qu'elle est susceptible de faire, et l'être proportionellement aux qualités que la matière du jetage aura acquises par l'effet de ces mêmes progrès, est erronée; ce sont ces faux principes qui ont porté quelques jeunes vétérinaires à croire que cette maladie n'est contagieuse en aucune manière; et j'en connais, ajoute M. *Volpi*, qui, étant arrivés dans des régimens avec un semblable préjugé, ont laissé cohabiter les chevaux morveux avec ceux qui ne l'étaient pas, ce qui n'a pas tardé à rendre l'infection générale. Dès qu'un cheval est suspect, il doit être isolé; et il est bien plus sensé de montrer un excès de sévérité sur ce point, qu'il ne l'est d'en manquer.

Parmi tous les faits que l'auteur aurait pu rapporter à l'appui de cette opinion, il a cru devoir se borner aux suivans : 1°. plusieurs chevaux très-sains, ayant été involontairement logés dans une écurie qui avait été habitée peu de temps auparavant par des chevaux morveux, furent tous affectés de la morve.

2°. Un cheval de troupe qui avait une cataracte, mais qui du reste était parfaitement sain, et sur lequel on voulait tenter l'opération que nécessitait l'état de son œil, fut conduit, pour cet effet, à l'École vétérinaire de Milan, où l'opérateur, qui ne croyait pas à la contagion de la morve, consentit à le laisser loger avec des chevaux morveux ; dès que les suites de l'opération eurent été suffisamment observées, on emmena l'animal ; au bout de deux mois, environ, il était complétement morveux.

3°. Dans le mois qui précéda celui pendant lequel M. *Volpi* rédigea l'article que nous analysons, on fut obligé de sacrifier presque tous les chevaux du dépôt d'un régiment de cavalerie italien, *chevaux de remonte pour la plupart*, parce que la personne qui était chargée de les surveiller, ne croyant pas à la contagion de la morve, avait laissé communiquer ceux qui étaient affectés de cette maladie avec tous les autres.

M. *Volpi* reconnaît que la morve n'est curable que dans son principe; il sait que M. le professeur *Collaine* a combattu cette maladie avec assez de succès, au moyen du soufre à grandes doses et du kermès, et il recommande l'administration du sulfure noir de mercure (éthiops minéral), et les injections d'eau de chaux dans les cavités nasales.

De tous les chevaux morveux que l'auteur assure avoir guéris, il se rappelle particulièrement de seize, qu'il fait successivement connaître, et parmi lesquels il s'en trouve un qui était morveux depuis huit mois lorsqu'on le réforma du 1er. régiment de chasseurs, et qu'on le lui donna. Après avoir guéri cet animal, M. *Volpi* le vendit à un officier du régiment auquel il avait appartenu, et qui l'avait parfaitement connu lorsqu'il était morveux.

Tel est, Messieurs, l'esprit dans lequel est conçu l'ouvrage qui vous a été adressé par M. *Volpi;* la doctrine médicale que l'auteur professe, et qui diffère essentiellement de celle de *Brown,* est incontestablement ce que ce volume renferme de plus remarquable; nous ne nous permettrons pas de décider si cette doctrine qui, de même que celle du réformateur écossais, n'admet que deux sortes de maladies, et deux espèces de moyens curatifs, et de laquelle de savans médecins ont en quelque façon déjà fait justice, doit être accueillie, ou s'il faut la rejeter; nous nous bornerons à dire : que si, conformément à cette doctrine, il est d'une si haute importance de bien connaître la diathèse de la maladie que l'on est appelé à combattre, puisque c'est contre elle que tous les moyens curatifs doivent être dirigés, il nous semble que, pour rendre son traité de médecine vétérinaire-pratique d'une utilité réelle, M. *Volpi* aurait dû commencer par bien caractériser chacune des deux diathèses considérées isolément; cette condition nous paraît d'une nécessité d'autant plus rigoureuse que, plusieurs maladies pouvant être accompagnées de l'une comme de l'autre diathèse, l'omission que l'auteur en a faite, réduit le vétérinaire à agir au hasard, jusqu'à ce que les effets des premiers moyens dont il a fait usage viennent lui apprendre s'il a bien saisi l'indication ou s'il s'est trompé. Si l'on considère que le cours de la maladie n'est pas suspendu pendant cet essai, on sera convaincu qu'outre : l'inconvénient de faire perdre un temps précieux, sur-tout quand il s'agit de maladies aiguës, l'incertitude du vétérinaire expose encore aux suites fâcheuses qui ne peuvent manquer d'être le résultat de l'usage inconsidéré de substances qui, n'étant pas celles à l'aide desquelles la diathèse que l'on combat peut être vaincue, doivent nécessairement être celles qui peuvent en favoriser les progrès, puisqu'il n'existe que deux sortes de moyens curatifs.

Une autre considération vient encore à l'appui de ce qui précède : c'est qu'il n'est que trop fréquent de voir certaines maladies faire des progrès rapides en dépit du traitement le mieux approprié ; or, quel parti le vétérinaire devra-t-il prendre dans ces cas difficiles ? Attribuera-t-il l'inefficacité des premiers moyens curatifs dont il aura fait usage, à l'intensité de la cause morbifique, et se bornera-t-il à augmenter l'activité de ces moyens ? ou bien, admettant qu'ils sont contre-indiqués, se hâtera-t-il de leur en substituer dont la manière d'agir sera diamétralement opposée ? Telle est l'alternative qui lui sera offerte ; telles sont les difficultés qui se présenteront en foule, toutes les fois que, pour établir le diagnostic, on s'en rapportera bien plutôt aux effets des médicamens administrés, qu'aux symptômes de la maladie, ainsi que l'auteur recommande de le faire.

Au surplus, puisque, suivant la doctrine du

docteur *Rasori*, toutes les maladies se rapportent à deux diathèses; que, dans tous les cas, c'est la diathèse qu'il faut combattre; et que le traitement doit toujours se réduire à stimuler ou à contre-stimuler, ne paraîtrait-il pas, qu'un traité de médecine-pratique pourrait être réduit à l'exposé de ce qui caractérise chaque diathèse, avec l'indication des moyens qu'il conviendrait d'opposer à chacune d'elles?

Quoi qu'il en soit, il est constant que le premier volume du Traité de médecine vétérinaire-pratique de M. *Volpi* renferme des faits précieux et des idées neuves; que, dans l'emploi de certains moyens curatifs, l'auteur a dépassé des limites que l'on croyait ne pouvoir être franchies sans danger; et que, sous ces différens rapports, l'ouvrage dont il s'agit est propre à engager les vétérinaires à se livrer à des recherches et à des expériences dont les résultats, quels qu'ils soient, ne pourront manquer d'être utiles; nous ajouterons même, qu'abstraction faite de ce qui se rattache à la doctrine du contre-stimulus, et de quelques opinions que nous avons signalées, les principes de l'auteur sont conformes à ce que l'on enseigne depuis long-temps dans nos écoles; en sorte que, s'il était démontré que la doctrine médicale du docteur *Rasori* fût véritablement en harmonie avec les lois de l'organisme, ce traité de médecine vétérinaire serait une production très-précieuse; et, dans l'état actuel de la question, bien que les noms méthodiques des médicamens ne fussent généralement pas indiqués, si on compare cet ouvrage au très-petit nombre de ceux que nous possédons sur le même sujet, on reconnaît qu'il leur est supérieur sous plusieurs rapports.

EXTRAIT

DE L'ABRÉGÉ

DE

MÉDECINE VÉTÉRINAIRE PRATIQUE,

Publié en italien, en 1813, *par* J. BAPTISTE VOLPI, *professeur de clinique à l'École royale vétérinaire de Milan;*

Par E. BARTHELEMY,

Professeur de clinique à l'École royale vétérinaire d'Alfort, correspondant de la Société royale et centrale d'agriculture (1).

Maladies fébriles.

FIÈVRE SYNOQUE. *Sydenham* a avancé que la fièvre faisait périr les deux tiers du genre humain; le nombre des animaux domestiques qu'elle tue est plus grand encore.

De toutes les fièvres, la synoque est celle à

---

(1) Voyez ci-devant le Compte qui a été rendu de cet ouvrage, à la Société royale et centrale d'agriculture.

laquelle ils sont le plus exposés ; elle affecte surtout les solipèdes, et plus particulièrement encore les sujets jeunes, robustes et bien nourris.

Cette fièvre est caractérisée dans le cheval : par une lassitude spontanée, par la roideur des membres, la diminution de l'appétit ou l'inappétence, et par le délire, qui est néanmoins plus rare que la stupeur; quelques sujets éprouvent un frisson général, mais ordinairement tout le tronc est très-chaud, tandis que les oreilles et les membres sont froids; la bouche est chaude, souvent écumeuse, la soif est ardente et la respiration difficile ; les flancs sont altérés, le pouls est constamment plein et vibrant, les yeux sont enflammés et larmoyans, la pituitaire est également enflammée ; la peau est sèche, adhérente aux côtes, et le poil est hérissé; quelquefois on observe une sueur générale; et, dans certains cas, la matière perspirable forme une espèce de nuage autour de l'animal ; l'évacuation des urines est difficile, les crottins sont plus secs que dans l'état naturel, dans quelques cas, cependant, il y a diarrhée.

Dans le bœuf, l'engorgement des vaisseaux sous-cutanés, l'échauboulure et la diarrhée sont plus fréquentes que dans le cheval, et la rumination est suspendue.

L'insolation, les fatigues excessives, les arrêts de transpiration, la respiration du gaz acide carbonique, telles sont les causes de cette maladie.

La synoque peut durer depuis vingt-quatre heures jusqu'à douze jours. Dans le cheval elle se change souvent en péripneumonie.

La diathèse qui accompagne la synoque étant celle du stimulus, le but du vétérinaire doit être d'enlever à l'organisme le stimulus surabondant; le sang étant le plus grand stimulant du système, il faut en diminuer la quantité, et faire usage, en outre, des autres contre-stimulans, sur-tout des purgatifs, parmi lesquels on préfèrera le tartre stibié, la gomme-gutte, l'aloès, le jalap, le sel cathartique amer, comme étant les plus actifs et les moins dispendieux.

Les saignées seront copieuses; loin d'affaiblir alors, elles redonnent la force et la vigueur perdues; et, quand elles affaibliraient véritablement, il est préférable de prolonger de quelques jours la convalescence, que de s'exposer à perdre l'animal.

La longueur de l'ouverture que l'on fera à la veine n'est pas indifférente : toutes les fois que l'inflammation est générale, la lymphe coagulable (*lymfa coagulabile*), pénètre dans les vaisseaux sanguins par un mécanisme qui n'est pas encore connu, d'où, étant poussée avec énergie par les puissances circulatoires jusque dans les vaisseaux les plus déliés des organes essentiels à la vie, elle va produire, dans la trame de ces organes, des désordres que l'art ne peut réparer; c'est donc cette lymphe qu'il importe sur-tout d'évacuer, si l'on veut prévenir ces désordres mortels; et, pour cet effet, il faut que l'ouverture de la veine soit grande; car, le degré d'épaisseur de la couenne inflammatoire que présente le sang coagulé ne dépend pas, comme on l'a avancé, des points de contact plus ou moins nombreux, par lesquels le sang sortant de la veine s'est trouvé en rapport avec l'oxigène de l'air atmosphérique, mais bien, de ce que l'ouverture, plus ou moins large, a laissé passer des proportions différentes de lymphe coagulable, comme on peut s'en convaincre en pratiquant, en même temps, une grande et une petite ouverture sur les vaisseaux d'un même cheval.

Les masses de lymphe coagulée qui remplissent les principaux troncs vasculaires des animaux morts de maladies inflammatoires, et que le vulgaire prend pour des serpens, viennent encore à l'appui de ce raisonnement (1).

---

(1) Voyez Compte rendu à la Société royale et centrale d'agriculture, page 17.

Quant aux doses des médicamens, quelle que soit la forme apparente des symptômes, les termes moyens, dans le commencement de la maladie, seront : pour le cheval, 4 gros de tartre stibié ou de gomme-gutte, ou 2 onces d'aloès succotrin, avec 4 onces de sel cathartique amer ; pour le bœuf, les doses devront être beaucoup plus fortes ; pour la brebis, un demi-gros de tartre stibié ou de gomme-gutte, et les autres substances dans les mêmes proportions ; pour le porc, un scrupule de tartre émétique ou de gomme-gutte ; pour un gros chien, 6 grains de l'une ou de l'autre de ces substances. Il est bien entendu que l'on augmentera et que l'on diminuera les doses susdites, suivant que la diathèse fera des progrès ou qu'elle perdra de son intensité.

Lorsque la nature de la maladie est bien connue, et que l'affection est grave, on peut, dès le principe, commencer par des doses même quadruples de celles précitées, ainsi que le prouve le fait suivant.

On administra, par mégarde, à un cheval affecté de la synoque, 10 onces d'aloès, au lieu de 10 drachmes qui avaient été prescrites (par M. *Volpi*) ; et néanmoins, l'animal en fut quitte pour des coliques, suivies d'une purgation semblable à celle qui résulte de l'administration des doses ordinaires. Ce qui prouve combien la diathèse était forte dans cette circonstance.

PÉRIPNEUMONIE. La péripneumonie n'est autre chose que la synoque accompagnée de l'inflammation particulière du poumon.

Lorsqu'il y a péripneumonie, outre les symptômes généraux de la synoque, on remarque encore que la respiration est difficile et fait souffrir l'animal, que le pouls est plus vibrant et plus fréquent, que la bête change à chaque instant et lentement de position, sans en trouver une qui lui convienne, que la tête et le cou sont allongés, que les flancs sont fortement agités, qu'il y a toux, et flux par les naseaux d'une humeur tenace, visqueuse, mêlée de stries de sang, ou plutôt d'un liquide jaunâtre; que les membres antérieurs sont alternativement portés en avant et un peu en dehors, que, toujours, l'animal les tient éloignés l'un de l'autre, et que, si l'on presse sur les parois costales, le cheval donne des signes évidens de douleur. Quand la maladie est grave, il y a stupidité, accablement et plaintes. L'érection du pénis, en pareil cas, n'est pas un indice favorable.

Dans le bœuf, l'épistaxis est plus copieuse, et les épaules sont tellement éloignées des côtes, que l'animal paraît avoir le bras luxé.

Cette affection n'est aussi généralement meurtrière qu'en raison de la rapidité de son cours, de la délicatesse, de l'importance de l'organe qui en est le siége, des progrès qu'on lui permet de faire avant d'appeler le vétérinaire, et de la défectuosité de la méthode curative à laquelle on a ordinairement recours pour la combattre.

De ces diverses circonstances il résulte : que la lymphe coagulable s'échappant bientôt par les extrémités les plus déliées des vaisseaux sanguins du poumon, ne tarde pas à constituer des hépatisations, des fausses membranes, des épanchemens et autres désordres locaux qui, s'opposant à ce que l'organe pût exécuter la fonction dont il est chargé, causent nécessairement la mort. Quant à la gangrène, et à la suppuration du poumon, elles sont très-rares, et ce dernier genre d'altération est même toujours, dans cet organe, le résultat d'une inflammation chronique, ou au moins d'une inflammation légère.

Le but du vétérinaire doit donc se borner à prévenir ces désordres locaux ; or, comme c'est le sang qui les produit, il faut nécessairement saigner, et faire usage des contre-stimulans. Le traitement, dans tous les cas, doit être d'autant plus actif qu'il est commencé à une époque plus avancée de la maladie.

Aux purgatifs drastiques, on peut substituer avec avantage le kermès à la dose de 2 onces par jour, données en quatre fois; ou, jusqu'à 3 onces de digitale, en infusion dans 6 bouteilles d'eau. Les sétons, les trochisques et les vésicatoires, sont aussi des contre-stimulans très-capables de coopérer à la guérison.

Lorsque la péripneumonie affecte le bœuf, c'est sur la saignée que l'on doit essentiellement fonder l'espoir de le sauver; l'action des médicamens étant souvent annulée dans cet animal, par suite de la disposition du tube digestif.

Un élève ayant été envoyé (par M. *Volpi*), pour traiter la péripneumonie dans un troupeau de vaches, dans lequel elle dépendait de causes locales, tira, en moins de vingt-quatre heures, près de 45 livres de sang (1) aux bêtes les plus malades, auxquelles il administra, en outre, le tartre stibié et le sel cathartique; et par ce procédé, il ne perdit que celles dans lesquelles les désordres locaux avaient déjà rendu toute espèce de moyens inutiles à l'époque où l'on commença le traitement. Bien que la quantité de sang tirée à ces vaches soit considérable, cependant, dans quelques cas graves, elle peut être dépassée avec avantage.

---

(1) La livre d'Italie n'a que 12 onces.

Les symptômes de la pleurésie ayant les plus grands rapports avec ceux de la péripneumonie, l'une de ces deux maladies n'existant presque jamais sans l'autre, et toutes deux présentant les mêmes indications curatives, il eût été superflu de donner une description particulière de la première de ces affections.

Angine. On nomme ainsi une inflammation de la gorge, avec fièvre, difficulté de respirer et d'avaler; elle est dite pharyngée, quand elle affecte le pharynx; laryngée, quand c'est le larynx qui en est le siége; et parotidienne, quand la glande parotide est essentiellement malade. Dans l'angine pharyngée, il y a difficulté et quelquefois même impossibilité d'avaler, et la respiration reste libre; dans l'angine laryngée, la déglutition se fait bien, mais la respiration est gênée, accompagnée de râlement, de sifflement, de toux, et l'animal est exposé à la suffocation; enfin, dans l'angine parotidienne, la déglutition et la respiration sont plus libres que dans les deux cas précédens, et la glande parotide est tuméfiée. Ces différentes espèces d'angines sont accompagnées d'un flux nasal et d'une salivation abondante.

Les causes de l'angine sont: les arrêts de transpiration, les courses rapides, la dentition, les corps qui s'implantent dans les parois de l'œsophage au moment de la déglutition, etc.

Cette maladie pouvant intercepter le passage de l'air et des alimens, cause souvent la mort en fort peu de temps; les secours doivent être prompts et les moyens énergiques. Aux contre-stimulans généraux, tels que les saignées, les boissons nitrées, les purgatifs, etc., il convient d'ajouter les bains locaux froids, et les gargarismes faits avec la décoction d'orge miellée. Quand le danger est imminent, il faut recourir à la trachéotomie; et si l'angine est occasionnée par un corps étranger implanté dans les parois de l'œsophage, on doit pratiquer l'œsophagotomie, afin de l'extraire.

Coryza. Cette maladie, communément nommée refroidissement, se compose de l'inflammation de la membrane pituitaire, accompagnée d'un écoulement aqueux, visqueux, plus ou moins abondant, par les naseaux; elle est caractérisée par la rougeur de la membrane pituitaire, l'engorgement des vaisseaux de cette membrane, la toux et l'éternuement; l'œil est larmoyant, la tête basse, et la fièvre légère; le flux par les naseaux est quelquefois abondant, jaunâtre, et les glandes de l'auge sont tuméfiées.

Le coryza est occasionné par les arrêts de transpiration. Cette maladie est commune en hiver et au printemps. On en triomphe aisément, et elle n'est pas de longue durée.

Les moyens dont il convient de faire usage sont : eau blanche nitrée à discrétion, décoction d'orge miellée en injections dans les naseaux, et, dans certains cas, quelques purgatifs.

Cette affection se change quelquefois soit en angine, soit en péripneumonie, ou bien elle devient chronique, ce qui la rend plus rebelle.

Outre le flux abondant, et souvent jaunâtre, qui a lieu par les naseaux du cheval affecté du coryza, il n'est pas rare, lorsque la maladie est chronique, de voir cet écoulement se compliquer de l'ulcération de la membrane pituitaire, et de l'engorgement des glandes de l'auge; alors le coryza peut, au premier aspect, être confondu avec la morve, qu'il simule parfaitement.

Un cheval de troupe, qui avait été condamné comme morveux (par M. *Volpi*), et dont le procès-verbal de mort avait même été dressé, ayant été oublié parmi les chevaux du dépôt dont il faisait partie, fut reconnu (par l'auteur), lors d'une seconde visite qu'on fit des chevaux de ce même dépôt, quinze jours après celle qui avait donné lieu à la condamnation susdite; à cette époque, le cheval condamné était presque complétement guéri, bien qu'il n'eût été soumis à aucune espèce de traitement.

Quarante autres chevaux de troupe, composant un détachement, présentèrent ensuite les mêmes symptômes, et auraient été condamnés (par M. *Volpi*) comme morveux sans l'observation à laquelle le cheval précité avait donné lieu; tous furent promptement guéris, par le seul usage de quelques légers contre-stimulans.

Glossite. L'inflammation de la langue constitue cette maladie; quoique la plupart des vétérinaires n'en aient fait aucune mention, elle n'est pas moins assez fréquente, particulièrement dans le cheval, le bœuf et le chien.

La langue se tuméfie, devient douloureuse, la mastication et la déglutition sont gênées, souvent empêchées, et il y a fièvre; dans certains cas, le volume de la langue est tel, qu'elle sort de la bouche, que l'animal est forcé de tenir constamment ouverte, et que la suffocation est à craindre.

Le traitement doit être prompt et ressembler en tout à celui de l'angine.

Ophthalmie. On donne le nom d'ophthalmie à l'inflammation de l'œil, soit qu'elle affecte le globe, soit qu'elle n'intéresse que les paupières ou les autres parties environnantes.

L'œil affecté de cette maladie est chassieux et larmoyant, les paupières sont tuméfiées, la conjonctive est rouge, ses vaisseaux sont injectés, l'impression de la lumière est très-douloureuse, et il y a fièvre. L'ophthalmie cause souvent la cécité, sur tout dans le cheval.

Les dénominations de taraxis et de chemosis ne caractérisent que deux degrés différens de la même affection, qui, lorsqu'on lui laisse parcourir toutes ses périodes, donne lieu aux mêmes désordres que les autres maladies inflammatoires; on l'a vue (M. *Volpi*), dans le cheval, se terminer par suppuration, et occasionner un tétanos mortel.

Les moyens à opposer à cette affection sont généraux et locaux : les premiers se composent des saignées et des purgatifs, auxquels on peut substituer quelques onces de nitre par jour; l'usage de ces moyens devra être continué jusqu'à ce que les symptômes commenceront à disparaître, ou que l'animal ne pourra plus les supporter. Les seconds sont : l'eau froide, l'eau végéto-minérale, et la dissolution de vitriol blanc dans l'infusion de camomille.

L'ophthalmie périodique, nommée vulgairement lunatique, et dont les causes de la périodicité ne sont pas connues, présente tous les symptômes de l'ophthalmie précédente; elle se renouvelle ordinairement tous les mois, dure quelques jours, puis disparaît, pour se manifester de nouveau.

Cette maladie est d'autant moins incurable, que plusieurs accès ne produisent presque pas d'altération dans la vision, et que divers vétérinaires en ont triomphé plusieurs fois; mais, comme elle est accompagnée de la diathèse du stimulus, elle finit, ainsi que toutes les maladies de cette nature, par occasionner des lésions organiques dont la cécité est le résultat infaillible; aussi, ne doit-elle être rédhibitoire, qu'autant que ces lésions organiques en caractérisent l'ancienneté.

L'ophthalmie périodique étant entretenue et reproduite par une diathèse, ne peut être guérie que par un traitement général qui, d'après la nature de ladite diathèse, doit être contre-stimulant.

Une jument qui était affectée de cette maladie depuis huit mois, fut guérie, en quinze jours (par M. *Volpi*), au moyen des saignées, du nitre, de l'application, d'abord de la glace, puis d'une dissolution de sulfate de zinc, sur l'œil. La maladie ne revint pas.

Encéphalite. Cette maladie, que l'on désigne vulgairement sous le nom de frénésie, de furie, etc., consiste dans l'inflammation du cerveau, et plus particulièrement des méninges.

L'encéphalite n'est pas rare dans le cheval et dans le bœuf, sur-tout pendant les grandes chaleurs de l'été. Les symptômes de cette affection sont : fièvre violente, chaleur générale, spécialement à la tête, respiration accélérée et laborieuse, rougeur des membranes apparentes, bouche écumeuse, regards furieux, pouls fréquent et vibrant, quelquefois stupeur, sur-tout au début de la maladie ; d'autres fois, et le plus souvent, il se manifeste des symptômes vertigineux.

Les fatigues excessives, le passage du chaud au froid, le travail à l'ardeur du soleil, en sont les causes les plus ordinaires.

Cette maladie est très-grave ; elle tue généralement les animaux en trois ou quatre jours ; et, dans certains cas, la mort a lieu au bout de quelques heures. Une jument est morte, 24 heures après l'apparition des premiers symptômes, bien que, pendant ce court délai, il lui eût été tiré 30 livres de sang (1), et qu'on lui eût administré 1 once de gomme-gutte et 4 gros de tartre stibié. Il faut donc se hâter de recourir aux contre-stimulans les plus actifs, et particulièrement à la saignée, parce que les autres agens n'ont pas toujours le temps d'exercer leur action. Un cheval dont l'état paraissait ne laisser aucun espoir de guérison,

(1) Voyez la note de la page 40.

fut parfaitement rétabli dans un bref délai, après avoir perdu, par l'effet des saignées, plus de 40 liv. de sang (1) en moins de 24 heures, et avoir pris en outre, pendant plusieurs jours de suite, 3 onces de nitre, et 1 once et demie de digitale.

L'application de l'eau froide, de la glace même, sur la tête, ne doit pas être négligée.

Arthritis et Fourbure. Le cheval, le bœuf et le chien, sont particulièrement exposés à l'arthritis ou inflammation des articulations. Quand cette affection est méconnue, de même que lorsqu'elle n'est pas traitée convenablement, il survient des exostoses et des ankyloses qui occasionnent la ruine des chevaux, dont les mouvemens cessent alors d'être libres, et qui souvent restent boiteux. Cette maladie, qu'il ne faut pas confondre avec les efforts des articulations, peut aussi être suivie de la gangrène et devenir mortelle.

L'arthritis affecte ordinairement les articulations des membres, mais l'épine dorsale n'en est pas à l'abri; elle se manifeste par la roideur des membres, qui semblent privés de jointures; par la presque impossibilité où se trouve l'animal de fléchir les articulations, dont les mouvemens sont accompagnés de douleurs vives; par une forte

(1) Voyez la note de la page 40.

boiterie, par l'impossibilité de se relever, par la fièvre, par la tuméfaction et par la chaleur que l'on remarque autour de l'articulation malade.

L'intempérie de la saison, les courses violentes et les arrêts de transpiration sont les causes de cette maladie.

Les remèdes locaux ne suffisent jamais pour en triompher; il faut se hâter de recourir à la saignée et aux autres contre-stimulans, sans toutefois négliger les topiques, et sur-tout les bains dans l'eau distillée de laurier cerise.

La fourbure n'est autre chose que l'arthritis du pied, c'est-à-dire l'inflammation de l'articulation du pied; puisque, dans l'arthritis comme dans la fourbure, les causes, les symptômes, la diathèse, les effets de la maladie et le traitement sont parfaitement semblables.

La fourbure affecte un ou plusieurs pieds, et même tous les quatre en même temps.

L'animal fourbu a la fièvre, le pouls fréquent et l'artère tendue; il marche difficilement et en appuyant sur les talons; il a les pieds chauds et le battement des artères latérales sensible au toucher.

Quand le bipède antérieur est seul affecté, tout le poids du corps est rejeté sur le bipède postérieur, *et vice versâ*. Les causes de la fourbure sont : outre celles de l'arthritis, l'excès des alimens stimulans; une ferrure défectueuse; des clous brochés trop près du vif, etc.

La diathèse étant celle du stimulus, il convient d'avoir recours aux contre-stimulans, dont on seconde les effets par les topiques. La saignée, le nitre, l'aloès, le sel cathartique, le tartre stibié, tels sont les moyens généraux; les cataplasmes faits avec la suie et le vinaigre, les bains froids, et particulièrement ceux dans l'eau distillée de laurier cerise, voilà les topiques.

Rhumatisme. Cette inflammation des muscles, commune sur-tout dans ceux qui font mouvoir les membres, affecte essentiellement le cheval et le bœuf.

Les refroidissemens subits; un exercice forcé après un long repos; l'humidité du sol sur lequel les animaux se couchent; quelquefois des chutes, en sont les causes.

Dès le début de la maladie, il y a fièvre, souvent légère, douleurs vives, soit dans l'épaule ou le bras, soit dans les reins ou la cuisse, car le rhumatisme n'affecte ordinairement qu'un seul membre; l'animal boite, la chaleur de la partie malade est augmentée, et on remarque une légère tuméfaction. L'épaule est-elle le siége de la maladie? les autres parties du membre ne présentent alors aucune lésion capable de faire boiter; si l'on fait mouvoir l'avant-bras en différens sens, l'animal donne des signes de douleur; enfin la claudication diminue, et même souvent disparaît par l'effet d'un exercice prolongé. Il en est de même à l'égard des membres postérieurs.

Les affections communément désignées sous le nom d'écart, lumbago, effort de cuisse, sciatique, ne sont autre chose que des rhumatismes; les régions du corps qui sont le siége de la maladie, dans ces différens cas, peuvent, il est vrai, éprouver des efforts assez violens pour causer des boiteries, mais, comme ces efforts consistent en des distensions, tant des muscles que des ligamens, les parties distendues ne tardent pas à s'enflammer, ce qui transforme l'effort en rhumatisme.

Le traitement aussi absurde qu'empirique qui consiste à appliquer des emplâtres résineux, des onguens, à faire des frictions, etc., ne peut que prolonger indéfiniment la durée de la maladie, ou la rendre périodique, c'est-à-dire, la transformer en ce que l'on nomme vieille douleur ou vieille claudication; affection qui est susceptible de durer non-seulement des années entières, mais encore toute la vie, et qui, par conséquent, déprécie essentiellement l'animal.

Le rhumatisme étant accompagné de la diathèse du stimulus, les topiques seuls sont insuffisans pour en triompher, et il faut avoir recours aux contre-stimulans, auxquels on peut ajouter les bains, soit dans le vinaigre, soit dans l'eau, mais sur-tout dans l'eau distillée de laurier cerise. Quand le rhumatisme est chronique, un vésicatoire peut être ajouté avec avantage à ces différens moyens.

Gastrite, Entérite et Colique. Le diagnostic des maladies du bas-ventre, particulièrement de celles qui affectent le tube digestif, est, en général, très-difficile dans les animaux; les symptômes qui accompagnent l'indigestion, la colique, la gastrite et l'entérite, se ressemblent tellement, qu'il n'est pas toujours possible de reconnaître celle de ces affections que l'on est appelé à combattre. Il importe fort peu, au surplus, que le vétérinaire confonde ou non la gastrite avec l'entérite, puisque la diathèse est la même dans les deux cas; mais il n'en est pas ainsi de l'entérite par rapport à la colique, celle-ci pouvant être accompagnée de l'une comme de l'autre diathèse.

La gastrite est fréquente dans le cheval; elle se complique souvent, en lui, de la diaphragmite, dont le hoquet indique presque toujours l'existence.

Dans le cas de gastrite, il y a synoque et anxiété, le pouls est vibrant, petit, et la respiration est irrégulière; le cheval se précipite à terre, se roule, se débat, se relève furieux et regarde ses flancs; l'épigastre est tendu, la bouche chaude et la langue sèche; les yeux sont enflammés, et l'animal refuse toute espèce d'alimens, soit solides, soit liquides.

Le bœuf reste toujours couché et a souvent le hoquet.

Dans l'entérite, outre les symptômes précédens, on remarque encore que le ventre est tendu, qu'il y a météorisation, constipation ou diarrhée, que la bouche est remplie d'écume, que l'abdomen et sur-tout l'intérieur du rectum sont plus chauds que dans l'état ordinaire.

On distingue la colique de l'entérite, en ce que, dans celle-là, le cheval se couche et se relève plus souvent; qu'il éprouve, par intervalles, du soulagement; qu'il a une envie presque continuelle d'uriner; que l'altération du pouls est peu sensible; que souvent même il n'y a pas de fièvre; que le ventre est toujours très-tendu; et que les sueurs froides sont fréquentes.

La gastrite, l'entérite et même souvent la colique du stimulus, sont occasionnées par l'abus des céréales, et des légumineuses; par le gaz acide carbonique lorsqu'il y a météorisation; par les boissons trop froides, quand les animaux sont échauffés, etc.

La colique du contre-stimulus est très-rare; elle est produite par des alimens altérés, de l'herbe trop tendre, chargée de rosée, etc.

La diathèse qui accompagne la gastrite et l'entérite est celle du stimulus ; par conséquent, ces deux affections requièrent l'emploi de la saignée, de l'aloès, de la gomme-gutte et des autres cathartiques les plus actifs; et quand la diathèse est bien déterminée, qu'il y ait constipation, diarrhée ou même dyssenterie, au lieu de recourir aux astringens, aux délayans, aux tempérans, etc., il faut se borner à augmenter ou à diminuer la dose des contre-stimulans, suivant le besoin.

La colique du stimulus nécessite également l'emploi des contre-stimulans; seulement, ils doivent être moins actifs, et il convient d'y ajouter des lavemens composés d'eau tiède, dans lesquels on peut faire entrer un peu d'essence de térébenthine.

Quant à la colique du contre-stimulus, elle sera combattue par le vin et par les autres liqueurs spiritueuses (1).

Hépatite et Splénite. On nomme hépatite l'inflammation du foie ; l'inflammation de la rate

(1) Voyez Compte rendu à la Société royale et centrale d'agriculture, page 18.

constitue la splénite. La seconde de ces affections est plus rare dans le cheval que la première, et toutes deux sont plus fréquentes dans les ruminans et les carnivores que dans les solipèdes.

L'hépatite est accompagnée de fièvre souvent grave, d'inappétence complète, et d'une soif ardente; le pouls est petit, l'artère tendue, l'œil rougeâtre et larmoyant; l'hypocondre droit est également tendu; l'animal ne peut rester couché, et boite du membre postérieur droit; souvent les urines sont fortement colorées, et il y a constipation. Quand l'hépatite est compliquée d'ictère, la conjonctive, la muqueuse des cavités nasales et celle de la bouche sont jaunes.

L'hépatite est souvent compliquée de la diaphragmite; alors il y a altération du flanc, et la respiration est très-fréquente.

Dans le cas de splénite, les symptômes locaux se manifestent du côté gauche de l'épigastre.

Le bœuf est sujet à une espèce de splénite très-aiguë, qui le tue en trois ou quatre jours, sans être pour cela de nature charbonneuse, puisqu'elle respecte les autres espèces d'animaux; on ne doit pas non plus l'attribuer aux miasmes qui s'élèvent des marais, puisqu'on la retrouve dans des pays très-secs.

On triomphe de cette redoutable maladie par

des saignées amples et répétées ; par l'usage du nitre, à la dose de 2 à 4 onces par jour, auquel on peut même ajouter, le premier ou le second jour, 2 onces d'aloès, associées à 6 onces de sel cathartique.

L'hépatite et la splénite réclament l'usage des contre-stimulans, sur-tout de la saignée. Le tartre stibié pour le chien, et les purgatifs pour les autres espèces d'animaux, sont très-avantageux contre la première de ces deux affections.

Néphrite. L'inflammation des reins n'est pas rare dans le cheval, le bœuf et le chien ; les courses rapides et long-temps soutenues, les fatigues excessives, un exercice forcé pendant les grandes chaleurs du jour, des coups violens sur la région lombaire, telles sont les causes les plus fréquentes de cette maladie, qui, dans le bœuf, est généralement occasionnée par les calculs rénaux.

Il est absurde d'attribuer au scarabé et à la cantharide la propriété de stimuler les reins, de manière à occasionner la néphrite ; en admettant que ces insectes fussent réellement capables de fomenter une inflammation dans les organes dont il s'agit, cette inflammation ne serait que le résultat des lésions locales qu'ils y auraient produites, et les lésions locales n'ont aucun rapport avec l'action soit stimulante, soit contre-stimulante.

La néphrite est accompagnée de la synoque; la région des reins est très-douloureuse, l'évacuation de l'urine est difficile, ce liquide est ordinairement rouge et sanguinolent; il y a engourdissement des membres postérieurs, qui sont alternativement chauds et froids; l'animal se couche et se relève sans cesse, la marche est difficile, les jambes sont écartées l'une de l'autre, souvent la sueur est copieuse sur les lombes.

La néphrite est une maladie d'autant plus grave, que l'inflammation qui la constitue devient facilement intense, sur-tout quand elle est due à la présence d'un calcul qui ne peut être évacué; alors, la texture de l'organe s'altère, et tout traitement est inutile. Il ne se forme pas d'abcès dans les reins, comme on l'a cru; la matière blanche qui a été prise pour du pus échappé de ces abcès par les urétères, est lymphatique, et n'a sans doute que l'apparence du liquide avec lequel elle a été confondue.

Quand il existe des ulcères dans les voies urinaires, ni la couleur de l'urine, ni les substances qu'elle contient, ne peuvent en faire connaître la position; une idée contraire répugne au bon sens.

Le traitement de la néphrite consiste dans l'usage de la saignée et des contre-stimulans, sur-tout du nitre.

Cystite. La vessie urinaire s'enflamme souvent, sur-tout dans le bœuf et dans le chien; l'inflammation de ce réservoir est accompagnée de fièvre, de douleurs continues, de difficulté d'uriner, d'une chaleur très-grande dans la région de la vessie, chaleur que l'on sent en introduisant la main dans le rectum; l'animal se campe à chaque instant et fait de vains efforts pour uriner; le cheval s'agite et se roule comme dans le cas de coliques; souvent il y a hématurie.

Cette maladie est quelquefois occasionnée par des calculs, et réclame, dans tous les cas, le même traitement que les autres maladies inflammatoires; les lavemens d'eau froide peuvent être ajoutés avec avantage aux contre-stimulans dont l'usage est précédemment recommandé.

Métrite. L'inflammation de l'utérus est une maladie dont la vache et la chienne sont plus souvent affectées que les autres femelles domestiques; l'avortement, le part contre nature, l'ignorance et la maladresse des personnes chargées de favoriser l'accouchement, sur-tout dans la vache, en sont les causes les plus communes.

Les symptômes que l'on observe dans le cas de métrite, sont : frisson général, fièvre violente, difficulté de respirer, pouls fréquent et vibrant, ventre tuméfié et tendu, douleurs vives, caractérisées par des plaintes et par une agitation continuelle; la bête se couche, se relève à chaque instant et regarde ses flancs; il y a écoulement par la vulve d'un mucus fétide, souvent sanguinolent, difficulté d'uriner et constipation; enfin, la vessie, le rectum s'enflamment, et même quelquefois les mamelles.

Cette maladie, souvent mortelle, réclame des secours prompts et un traitement contre-stimulant énergique : les saignées répétées, le nitre à la dose de 2 à 4 onces par jour, ou les purgatifs, même drastiques, et les lavemens d'eau froide, sont les moyens à l'aide desquels on peut en triompher; il faut donc bien se garder de recourir aux astringens et aux toniques, qui ne sont propres qu'à augmenter le danger.

Hydropisie. Les épanchemens de sérosité, soit dans les cavités splanchniques, soit dans le tissu cellulaire, se manifestent si souvent, que l'on pourrait croire que les animaux y sont naturellement disposés, si l'on n'avait égard aux influences auxquelles la domesticité les a soumis.

Un semblable épanchement dans le crâne porte le nom d'hydrocéphale; hydrothorax, quand il a lieu dans la poitrine; ascite, lorsque c'est dans l'abdomen; hydrocèle, si le liquide est accumulé dans le scrotum; œdème, quand ce sont les extrémités qui se trouvent affectées; et enfin, anasarque, lorsque l'épanchement occupe tout le tissu cellulaire sous-cutané.

La sérosité dont la présence constitue l'hydrocéphale peut être située entre le crâne et les méninges, ou entre ces membranes et le cerveau; mais, le plus ordinairement, elle est renfermée dans les ventricules de ce viscère.

Les symptômes de cette maladie sont: langueur générale, tête très-basse ou appuyée sur la mangeoire, vertiges, marche vacillante, l'animal bute à chaque pas; suspension de l'exercice des sens, dilatation de la pupille, insensibilité de l'œil à l'action de la plus vive lumière, grincement de dents et irrégularité du pouls qui, en outre, est quelquefois intermittent.

Les courses rapides, l'exposition long-temps continuée à l'ardeur du soleil, et tout ce qui est susceptible de déterminer une phlogose sur un point quelconque du cerveau, peuvent causer l'hydrocéphale.

Cette maladie est très-grave; aussi, la méthode curative doit-elle être énergique : des saignées copieuses, la digitale, les cathartiques les plus forts, et l'application continuelle de la glace sur la nuque, sont les moyens qu'il convient de lui opposer. La trépanation du crâne ne présente aucun avantage.

L'hydrocéphale aiguë ressemble beaucoup à l'encéphalite, et il n'est pas toujours possible de distinguer ces deux maladies, dont, au surplus, la diathèse est la même.

L'épanchement qui constitue l'hydrothorax a lieu : dans une cavité de la plèvre ou dans toutes les deux; les symptômes de cette maladie ne diffèrent de ceux de la péripneumonie qu'en ce que le pouls n'est pas vibrant, qu'il n'y a ni toux sèche, ni chaleur ardente, et que la déglutition est difficile. Quand la sérosité ne remplit pas la cavité qui la contient, on entend le bruit qui résulte de l'agitation occasionnée dans le liquide par les mouvemens de la respiration. Quelquefois, une partie de ce liquide vient former un œdème sous le sternum et le long des membres antérieurs.

L'hydrothorax est presque toujours le produit de l'inflammation du poumon ; il est le plus souvent mortel, et doit être traité de la même manière que l'hydrocéphale, l'application de la glace exceptée ; le nitre et la digitale sont sur-tout très-avantageux ; non pas comme diurétique, dans le sens généralement admis, mais, parce qu'ils sont des remèdes actifs et appropriés à la nature de l'affection.

L'empyème est ordinairement suivie de la mort.

La diathèse du contre-stimulus peut accompagner l'ascite; néanmoins, celle du stimulus est la plus fréquente en pareil cas. L'ascite est caractérisée par la tuméfaction du ventre, la rareté des urines, la sécheresse de la peau, la constipation, et une soif continuelle; si l'on place une main sur l'abdomen, et que l'on frappe sur le côté opposé, on sent les ondulations du liquide; quelquefois les membres abdominaux sont œdémateux.

Le bœuf et la brebis sont plus exposés à cette hydropisie que les autres espèces d'animaux, qui, à leur tour, sont plus sujets à la diarrhée.

L'ascite avec diathèse du stimulus doit être combattue par la gomme-gutte, l'aloès, le nitre, et même par la saignée.

L'anasarque nécessite l'emploi des mêmes moyens.

Quant à l'œdème, ou infiltration séreuse des membres, maladie que l'on observe assez communément dans le cheval, et qui n'est quelquefois que le symptôme d'un autre épanchement, il faut le combattre par les purgatifs, les bains d'eau froide, sur-tout dans l'eau courante; ou bien, lotionner les parties tuméfiées, avec une dissolution de muriate de soude ou d'ammoniaque dans l'eau.

L'application des bandages compressifs peut avoir des suites funestes, c'est pourquoi il faut y renoncer.

Quand l'œdème résiste à un traitement interne bien dirigé, il faut recourir à la cautérisation.

Certaines inflammations chroniques, de même que la morve, le farcin, la gale, etc., donnent aussi quelquefois lieu à des hydropisies qui, en raison de la lenteur de leurs progrés, ne nécessitent pas des secours aussi prompts que les précédentes, mais dont l'issue n'est pas moins funeste, parce qu'on ne peut en détruire la cause. La brebis est particulièrement très-sujette à cette sorte d'hydropisie, contre laquelle on s'est servi avec avantage du nitre et de la gentiane.

FLUX INTESTINAL. Le flux intestinal et les hydropisies sont, d'après le docteur *Rasori*, des maladies identiques; non pas quant à la diathèse, qui peut varier, mais relativement aux phénomènes qui les constituent; la seule différence qu'il y ait entre une hydropisie et une diarrhée étant celle qui résulte du lieu où se fait l'épanchement. Si, dans le cas de diarrhée, le liquide épanché ne s'accumule pas dans le canal intestinal, c'est que, en raison de l'ouverture extérieure dont ce canal est pourvu, ce même liquide est évacué à mesure que l'épanchement s'effectue.

Le flux intestinal est quelquefois précédé par un mouvement fébrile et par des coliques; dans tous les cas, les déjections sont abondantes et liquides. On le nomme diarrhée, quand les matières évacuées sont muqueuses, qu'elles ne présentent pas de stries de sang, et que les évacuations s'effectuent sans causer de douleur; il reçoit, au contraire, le nom de dyssenterie, quand les matières sont sanguinolentes, quand il y a ténesme, et que les évacuations sont accompagnées de douleurs, ce qui caractérise l'état inflammatoire.

La dyssenterie des bœufs et des chevaux, que l'on a nommée épizootique, ne paraît être qu'une espèce de charbon.

Le flux intestinal est presque toujours le produit de causes stimulantes, et doit être combattu par la saignée s'il y a un peu de fièvre, par l'aloès et le sel cathartique à doses généreuses et répétées. Le tartre stibié et la gomme-gutte conviennent également; les opiacés, le camphre, le quinquina qui s'est malheureusement introduit dans la matière médicale vétérinaire, ne sont propres qu'à aggraver la maladie et à la rendre mortelle.

Il est des diarrhées chroniques qui sont incurables, en raison de ce qu'elles dépendent de lésions organiques auxquelles on ne peut remédier.

Phlegmon et Érysipèles. Le phlegmon est une tumeur dure, douloureuse, inflammatoire, accompagnée de gonflement, de chaleur, de tension et de fièvre. Cette tumeur affecte particulièrement les membres, ce qui fait boiter l'animal, dont les mouvemens sont alors roides et gênés.

Quand la diathèse qui accompagne cette maladie est attaquée convenablement, la tumeur se résout en peu de jours; le plus ordinairement elle se termine par suppuration.

Les saignées, le nitre, à la dose de 2 à 3 onces par jour pour le cheval, et les lotions d'eau distillée de laurier cerise, sont les moyens à l'aide desquels on obtient la résolution, qui est le mode de terminaison le plus avantageux.

L'érysipèle est souvent confondu avec le phlegmon, ce qui ne peut avoir de suites fâcheuses, puisque ces deux maladies nécessitent le même traitement; il affecte sur-tout les membres, et se manifeste par un gonflement uniforme, avec tension de la peau, chaleur, douleur, synoque et souvent transsudation d'une sérosité teinte de sang.

L'érysipèle est ambulant, et se transporte facilement d'une partie du corps sur une autre; il s'étend quelquefois avec rapidité et devient général; souvent même il pénètre à l'intérieur, et fait périr l'animal en très-peu de temps. Les médecins et les vétérinaires ne font pas généralement assez attention à cette maladie, contre laquelle les topiques, seuls, ne sont d'aucune utilité. La méthode curative générale doit être d'autant plus active que la métastase est très-à craindre ; cette méthode se compose de la saignée, que quelques-uns regardent comme mortelle en pareil cas, de l'aloès, de la gomme-gutte, etc.

L'érysipèle vésiculaire, etc., nécessite le même traitement.

Javart. Cette maladie, nommée encore panaris par quelques auteurs, est assez commune, sur-tout dans le cheval ; elle ressemble au panaris de l'homme par son siége et par les phénomènes que présente chacune de ses périodes ; mais elle est généralement plus grave que lui. Le javart a été divisé, d'après les parties qu'il affecte, en cutané, encorné et tendineux.

Le javart cutané se développe dans le tissu cellulaire qui est situé sous la peau ; il occupe ordinairement le pourtour du paturon, et se manifeste sous la forme d'une tumeur circonscrite, de la grosseur d'une noix, chaude et douloureuse.

Le javart encorné a son siége sur un point quelconque de la couronne, qui présente alors une espèce de noyau douloureux au toucher et très-chaud.

Le javart tendineux affecte la gaîne des tendons fléchisseurs du pied ; il est caractérisé par un gonflement qui s'étend le long du paturon, du boulet et du canon, lequel est accompagné de spasme.

Ces différens javarts déterminent une forte claudication ; souvent la douleur est si vive que l'animal n'exerce aucun appui sur le membre malade, et qu'il pose à peine la pince sur le sol ; un suintement séreux, quelquefois sanguinolent, se fait apercevoir autour du javart simple, et la tumeur devient chaque jour plus apparente ; vers le sixième ou le septième jour, elle s'ouvre spontanément, et il en sort de la matière suppurée, et le bourbillon, qui n'est autre chose que le tissu cellulaire durci et figuré en manière de clou ; la plaie continue à suppurer pendant quelques jours, et finit par se cicatriser. Telle est la marche la plus ordinaire du javart cutané, et même du javart encorné lorsqu'il est simple ; quant au javart tendineux, l'issue en est presque toujours funeste.

Le javart est le résultat, soit d'une inflammation locale causée par une diathèse, soit d'une lésion externe, comme piqûre, etc.

Cette affection est toujours accompagnée de la fièvre, d'où il est facile de conclure que le traitement local ne suffit pas pour en triompher, et qu'il faut avoir recours aux contre-stimulans, tels que les saignées répétées, l'aloès, le nitre, ou autres substances analogues. Les moyens locaux dont il convient de faire usage sont : pour le javart cutané, considéré dans son principe, les bains froids, à l'aide desquels on obtient souvent la résolution, ou les émolliens qui favorisent la suppuration.

Si ce dernier mode de terminaison n'a d'autre inconvénient, dans ce cas, que de prolonger de quelques jours la durée de la maladie, il n'en est pas de même à l'égard du javart encorné ; l'épaisseur de la peau qui recouvre celui-ci, s'opposant à la sortie du pus, dont il est même difficile de reconnaître l'existence, le liquide s'insinue bientôt dans le sabot, le sépare des parties qu'il renferme, et ne tarde pas à déterminer la carie des cartilages latéraux, ou de l'os du pied, etc. circonstances qui mettent dans la nécessité de pratiquer une opération barbare, dont le succès n'est pas toujours certain ; quelquefois même, la gangrène s'empare du pied et tue l'animal.

On prévient ces complications redoutables, en se hâtant d'inciser la peau qui recouvre la tumeur, soit qu'il y ait suppuration, soit qu'elle n'existe pas encore.

Quant au javart tendineux, il occasionne quelquefois le tétanos et cause assez souvent la mort.

Le moyen de prévenir les complications que l'on redoute consiste : à ouvrir la gaîne tendineuse, afin de procurer une issue au pus ; à extraire les portions de tendon lésées, lorsqu'il y en a ; à déterger la plaie avec de l'eau tiède, et à la garantir du contact des corps étrangers (1).

EAUX AUX JAMBES. Cette dégoûtante infirmité, très-commune dans les animaux solipèdes, rare dans le bœuf, la brebis, le cochon, n'a pas encore été observée dans le chien ni dans le chat. Elle mérite la plus grande attention, et, jusqu'à présent, les vétérinaires ne l'ont pas traitée comme il convient qu'elle le soit.

Les eaux aux jambes s'annoncent par une tuméfaction douloureuse, accompagnée de prurit, qui se manifeste d'abord au paturon, monte le long du boulet, du canon, et finit par s'étendre jusqu'au genou ou au jarret ; l'animal frotte la partie malade et augmente par-là la phlogose et la douleur ; bientôt un suintement séreux, de couleur variable et d'une odeur fétide, s'effectue par les pores de la peau ; la matière qui en est le produit, prend successivement plus de consistance, détruit le poil, quelquefois même la peau, et, dans tous les cas, gerce les tégumens de manière à former des crevasses plus ou moins

(1) Voyez le compte rendu à la Société royale et centrale d'agriculture, page 19 et suivantes.

nombreuses ; parfois il survient des vésicules qui, en s'ouvrant, donnent naissance à de petits ulcères fongueux, desquels résultent plus tard des verrues et autres productions semblables ; souvent il se forme en outre un épanchement de lymphe concrescible dans le tissu cellulaire sous-cutané, ce qui donne au membre un volume énorme ; les articulations deviennent roides, des exostoses se développent, et l'animal reste estropié.

Cette maladie affecte un ou plusieurs membres, et quelquefois tous les quatre ; les postérieurs y sont les plus exposés ; et, dans ce dernier cas, il n'est pas rare de voir la fourchette éprouver le mode de désorganitasion que l'on a désigné sous le nom de fic, et qu'il convient de nommer cancer.

Il ne faut pas confondre les eaux aux jambes avec l'érysipèle ; dans la première de ces deux maladies, les symptômes inflammatoires, tant locaux que généraux, sont infiniment moins intenses.

Le traitement des eaux aux jambes consiste : à nettoyer la partie deux fois le jour avec de l'eau tiède et du savon, à la recouvrir d'un cataplasme composé de mie de pain et de lait, ou autre substance semblable, et à renouveler ce cataplasme deux fois par jour, ayant soin de changer les enveloppes et les bandes lors de chaque application ; au bout de deux ou trois jours, on administre un léger contre-stimulant, tel que l'huile de lin récente, que l'on donne à la dose de 28 à 36 onces en une seule fois ; quelques jours plus tard, on réitère l'administration de ce purgatif, dont une troisième prescription n'est généralement pas nécessaire, le cheval étant parfaitement guéri au bout de dix ou douze jours. Le vert favorise aussi la guérison.

Apoplexie. Le cheval et le bœuf sont assez sujets à l'apoplexie pendant l'été ; la brebis y est exposée au printemps et en automne.

Le cheval affecté de l'apoplexie tombe quelquefois comme frappé de la foudre, reste sans mouvement ni sentiment, et ne présente d'autres signes de vie que l'agitation des flancs et des sueurs abondantes ; souvent il meurt avant qu'on ait pu lui porter aucun secours.

Dans certains cas, l'apoplexie est précédée par des symptômes généraux, tels que la diminution de l'appétit, des bâillemens fréquens, l'altération des flancs, la stupidité, le gonflement et l'insensibilité des yeux ; les mouvemens sont lents, la marche est chancelante, la tête basse, le pouls fréquent et vibrant ; viennent ensuite le vertige, des soubresauts dans les tendons, des convulsions dans les lèvres, des sueurs abondantes et enfin la chute de l'animal, lequel, dans tous les cas, ne peut être regardé comme apoplectique, que lorsqu'il gît sur le sol, privé de sentiment et sans mouvement.

On distingue l'apoplexie de la fièvre pernicieuse en ce que, dans cette dernière affection, le pouls est toujours très-lent et très-petit, que l'œil n'est pas enflammé, et que la chaleur générale est faible.

La division que l'on a faite de l'apoplexie en sanguine et en séreuse n'est d'aucune utilité dans la pratique, et jamais un vétérinaire judicieux ne parviendra à distinguer ces deux états avant l'ouverture de l'animal.

Les causes efficientes de cette maladie sont : les courses rapides, les fortes insolations, et les fatigues excessives pendant les grandes chaleurs.

Son traitement consiste : à faire des saignées copieuses, à appliquer de la glace sur la tête, et à administrer des boissons nitrées ou émétisées en abondance ; les autres agens contre-stimulans conviennent également.

Fièvre pernicieuse. Aucun vétérinaire n'a encore observé la fièvre pernicieuse dans les animaux. Les fièvres que quelques-uns d'entre eux ont désignées sous ce nom, diffèrent essentiellement de la fièvre pernicieuse de l'homme.

Cette maladie s'annonce par une sorte de stupidité, une prostration générale des forces, le refus de toute espèce d'alimens, que l'animal semble ne plus avoir la force de mâcher, puisque, lorsqu'il prend quelque peu de fourrage, il le conserve sous ses dents, puis le laisse tomber; par une grande aversion pour l'eau, sans toutefois que les organes de la déglutition fussent lésés, et par des bâillemens presque continuels; les lèvres sont couvertes d'écume, la tête est pendante ou appuyée sur la mangeoire, l'œil est trouble, stupide et insensible à la présence des objets; la marche est chancelante et la chute paraît infaillible; souvent il y a délire, mouvemens convulsifs et soubresauts dans les tendons; la respiration est plus rare que dans l'état ordinaire; dans certains cas, cependant, elle présente le même mode d'altération que dans la péripneumonie; le pouls est constamment petit, mou, quelquefois irrégulier et toujours rare; les sueurs sont abondantes et froides, les déjections ordinairement rares, consistantes, et les urines claires. A l'approche de la mort, il survient un écoulement fétide par les narines, le tétanos et sur-tout le trismus se manifeste, et l'animal meurt au milieu des convulsions.

Les causes de la fièvre pernicieuse sont inconnues ; il est probable que ce sont celles qui la déterminent dans l'homme, sur lequel, toutefois, les miasmes des marais et les passions tristes de l'âme exercent une influence plus grande que sur les animaux. Ce qu'il y a de certain, c'est que, dans cette circonstance, une puissance morbifique agit sur le système nerveux, comme le prouvent la stupeur, le délire, les vertiges, les convulsions, etc.

La fièvre pernicieuse est irrégulière dans ses rémissions; elle tue parfois les animaux en deux ou trois jours; on la prend souvent pour une indigestion; et l'autopsie cadavérique ne fait découvrir aucune lésion notable.

L'expérience ayant démontré que cette maladie est mortelle pour tous les chevaux à l'égard desquels on fait usage des contre-stimulans, il est évident qu'il faut avoir recours à une méthode curative diamétralement opposée ; aussi, l'opium à la dose de 60 grains à 3 gros par jour, secondé par de 6 à 18 onces d'eau-de-vie, et de 2 à 3 bouteilles de vin généreux, sont-ils les moyens à l'aide desquels on en triomphe généralement (1).

TÉTANOS. Le tétanos est une maladie dont la cause prochaine n'est pas connue; réside-t-elle d'abord, soit dans le système nerveux, soit dans

(1) Voyez Compte rendu à la Société royale et centrale d'agriculture, page 23.

le système musculaire en particulier ? ou bien les affecte-t-elle tous les deux en même temps ? c'est ce que l'on ne sait pas.

Cette affection est caractérisée par une contraction spasmodique des muscles, laquelle se manifeste d'abord à la tête, gagne le cou, et s'étend successivement sur toutes les parties du corps, qui deviennent roides et tendues; les yeux sont enfoncé, les narines très-dilactées, les membres immobiles, les sueurs copieuses et souvent froides; la bouche est écumeuse et le pouls irrégulier; quelquefois la maladie n'affecte qu'une région du corps; elle est toujours très-grave, sur-tout quand elle a son siége dans les muscles masticateurs, vu l'impossibilité où l'on se trouve alors de nourrir et de médicamenter l'animal.

Les arrêts de transpiration, les blessures faites aux nerfs, même aux tendons, et les grandes opérations chirurgicales, sont les causes ordinaires de cette affection.

Le tétanos peut être accompagné de la diathèse du stimulus, comme de celle du contre-stimulus; néanmoins, ce dernier cas est le plus fréquent, bien qu'il le soit moins dans les animaux que dans l'homme.

Le traitement doit être approprié à la diathèse: les saignées et les contre-stimulans, quand la diathèse est celle du stimulus; le camphre à la dose de 4 gros à 1 once par jour, et les autres stimulans, lorsque la diathèse est celle du contre-stimulus.

Quand le tétanos est dû à la lésion d'un nerf, il faut commencer par couper complétement le nerf lésé, soit avec l'instrument tranchant, soit avec le cautère actuel; et comme ce tétanos est toujours accompagné de la diathèse du stimulus, on fera usage, en outre, des contre-stimulans.

Maladies chroniques.

PHTHISIE PULMONAIRE. Cette maladie n'a été jusqu'à présent incurable que parce qu'on n'a pas su la traiter convenablement et à temps opportun; prise dans son principe, elle peut être guérie radicalement.

La phthisie pulmonaire commence par une toux légère, quelquefois sèche, d'autres fois accompagnée d'un écoulement muqueux par les naseaux; les mouvemens du flanc sont altérés, mais cette altération diffère de celle de la pousse, en ce que, dans la phthisie, il n'y a qu'un contre-coup vague et irrégulier. La difficulté de respirer est souvent accompagnée d'une espèce de râlement, et la maladie dure des années sans que l'animal présente de dérangement notable; il a bon appétit, et peut travailler; avec le temps, l'amaigrissement général se fait remarquer, la toux devient violente, la fièvre se manifeste, elle augmente après le repas, pour diminuer ensuite et croître de nouveau vers le soir ; les sueurs sont copieuses, sur-tout sur les côtés de la poitrine ; quelquefois il y a hémoptysie, ou écoulement fétide par les naseaux.

La phthisie est héréditaire, et toujours très-dangereuse ; les désordres qu'elle occasionne dans le poumon, tels que abcès, tubercules, etc., sont le produit d'une inflammation lente ; par conséquent la diathèse, bien que légère, est celle du stimulus, et le traitement doit être contre-stimulant. La saignée, un mélange de partie égale de kermès et de digitale, dont on donne d'abord 1 once par jour en deux fois, et dont on a soin d'augmenter graduellement la dose, guérissent communément en un mois ou six semaines ; quand le pouls devient intermittent, il faut diminuer la quantité de digitale, ou suspendre l'usage de cette substance. La nourriture verte favorise la guérison.

Asthme et pousse. Il n'y a pas de maladie sur laquelle les vétérinaires aient tant écrit, et qui, cependant, soit moins connue que la pousse, puisqu'on ignore encore en quoi elle consiste, et quels sont les moyens d'y remédier. Elle ne dépend pas plus de la rupture du nerf phrénique, ou de celle des vésicules pulmonaires, qu'elle n'est une maladie du diaphragme.

La pousse est une véritable affection nerveuse, le plus souvent accompagnée de la diathèse du contre-stimulus ; aussi la saignée et les autres contre-stimulans, tels que le kermès, la nourriture verte, etc., sont-ils très-nuisibles en pareil cas, tandis que les stimulans soulagent presque toujours.

Les symptômes de la pousse sont : difficulté de respirer, toux fréquente, sans expectoration, et battemens de flancs rapides ; l'expiration s'exécute en deux temps : ce mouvement commence par une contraction instantanée et en quelque sorte convulsive des muscles abdominaux, suivie d'un moment de repos, après lequel il s'achève régulièrement ; de manière que l'expiration est dicrote. Ce mode d'expiration se nomme contre-temps, contre-coup, etc. L'animal, du reste, ne présente aucun symptôme fébrile. L'altération des flancs qui caractérise la pousse, n'est pas toujours apercevable quand l'animal est reposé ; alors, pour la rendre sensible, on le fait exercer.

Cette maladie est analogue à l'asthme de l'homme, puisque beaucoup de chevaux poussifs éprouvent des accès. On la confond souvent avec la phthisie pulmonaire. Lorsqu'elle n'est pas héréditaire, elle se développe rarement avant la huitième ou la neuvième année. Elle n'est pas incurable, comme on le croit généralement.

Le repos, la bonne nourriture, de l'avoine donnée quatre à cinq fois par jour, de bon vin à la dose de 2 pintes, et auquel on ajoute 60 grains d'opium, tels sont les moyens qui peuvent en triompher.

La pousse est cependant quelquefois accompagnée de la diathèse du stimulus; alors on la guérit par la saignée, associée au kermès; dans ce cas, il y a écoulement par les naseaux.

Epilepsie. Cette maladie, rare dans le cheval, plus commune dans le bœuf, la brebis, le cochon, assez fréquente dans le chien et dans les oiseaux, n'est incurable que lorsqu'elle est due à des lésions organiques; on la nomme vulgairement mal caduc; elle se manifeste par des accès, pendant lesquels l'animal tombe tout-à-coup, agite fortement les membres, se plaint et écume; après quoi, les convulsions cessant, il se relève lentement, regarde autour de lui d'un air stupide, puis se retrouve dans son état habituel.

L'épilepsie est regardée comme héréditaire; on l'attribue encore à des lésions organiques du cerveau et des nerfs, à la distension des vaisseaux cérébraux, à la dentition, à des vers, à la fureur, et à la mue, dans les oiseaux.

Elle peut être accompagnée de l'une comme de l'autre diathèse.

Un chien a été guéri (par M. *Volpi*), au moyen de l'aloès, après avoir rendu beaucoup de petits vers.

Un cheval, qui était épileptique depuis plusieurs mois, et dans lequel la maladie s'était tellement aggravée, qu'au lieu d'éprouver cinq à six accès par mois, comme dans le principe de l'affection, il en ressentait presque tous les jours, et souvent deux ou trois dans les vingt-quatre heures, dont quelques-uns duraient même jusqu'à vingt minutes, fut guéri, en quinze à seize jours, par l'usage journalier d'une demi-once de digitale, donnée en infusion, à laquelle on adjoignit (sans nécessité, selon M. *Volpi*, auquel ce fait appartient), pendant les huit ou dix derniers jours, 3 onces de racine de fougère mâle (*polypodium filix Mas*).

Morve. Cette formidable maladie, particulière aux animaux solipèdes, cause en général de grands ravages, sur-tout dans les régimens de cavalerie. Les symptômes qui en décèlent l'existence sont : le flux d'une matière d'abord blanchâtre, par une seule narine ou par toutes deux à-la-fois; une légère inflammation de la membrane pituitaire, sur-tout dans la partie qui recouvre la cloison nasale, le gonflement et l'obstruction des glandes situées sous la machoire, et un écoulement de larmes par l'œil correspondant à la narine par laquelle le flux a lieu; du reste, l'animal paraît sain. La matière qui sort par les naseaux devient successivement verdâtre, plus dense et plus tenace, il se manifeste des ulcères sur la membrane pituitaire, les glandes deviennent douloureuses et adhèrent fortement aux branches du maxillaire, le flux nasal acquiert de la fétidité, il présente des stries de sang et coule par les deux narines, les ulcères rongent la membrane nasale et déterminent la carie des os du nez; les yeux sont chassieux, les paupières se tuméfient, l'inappétence, la tristesse, le dépérissement, la toux, commencent à se manifester; le poil devient piqué, l'œil se trouble, les jambes s'engorgent, et l'animal meurt dans un état de consomption totale.

Les symptômes de la morve ont quelques rapports avec ceux du coryza, de l'angine et de la péripneumonie; mais ces dernières affections sont toujours aiguës et accompagnées de la fièvre, tandis que la morve est constamment chronique.

On attribue cette maladie aux alimens de mauvaise qualité, à l'abus et à l'insuffisance des substances stimulantes, aux angines traitées suivant de mauvaises méthodes, etc.; mais la seule cause capable de la produire, c'est la contagion (1).

La comparaison que l'on a faite de la morve et de la syphilis n'est pas dénuée de fondement. Cette affection est souvent associée au farcin; quelques vétérinaires prétendent même que ces maladies sont identiques; ce qu'il y a de certain, c'est qu'on guérit bien plus facilement le farcin qu'on ne triomphe de la morve.

Quand la morve est récente, elle est curable; lorsqu'elle est ancienne, les lésions organiques qu'elle a déjà produites rendent tout traitement inutile. Ces mêmes lésions prouvant que la diathèse de la maladie est celle du stimulus, prescrivent l'emploi des contre-stimulans; et comme, dans les maladies chroniques, les bons effets des médicamens administrés se laissent toujours attendre assez long-temps, le traitement que l'on opposera à la morve devra être continué pendant un délai suffisant pour qu'il puisse produire l'effet désiré; il faut en outre, avoir soin d'augmenter graduellement la dose des substances administrées.

Il est ridiculede considérer les glandes maxil-

(1) Voyez Compte rendu à la Société royale et centrale d'agriculture, page 25.

laires comme le foyer de la maladie, et d'en croire l'extirpation capable de favoriser la guérison ; il en est de même de la ligature de l'artère temporale, considérée comme moyen curatif.

Le traitement doit consister dans l'administration du sulfure noir de mercure, à la dose d'une demi-once par jour, continuée jusqu'à ce que l'animal éprouve une espèce de dégoût, d'inappétence, et une légère salivation ; à substituer alors, à ce médicament l'eau de chaux première, qui devra elle-même être remplacée par le sulfure noir de mercure, aussitôt que les symptômes seront disparus ; ainsi de suite, jusqu'à ce que la guérison soit complète ; on fera en outre, chaque jour, des injections d'eau de chaux dans les narines. Plusieurs chevaux morveux ont été guéris (par M. *Volpi*), au bout de deux, de trois, de quatre ou de cinq mois de l'usage de ces moyens.

Farcin. Le farcin est une maladie cutanée, chronique, particulière aux animaux monodactyles, et caractérisée par une série de petites tumeurs olivaires, situées sous la peau, unies l'une à l'autre par une espèce de cordon, et qui ne sont autre chose que des glandes lymphatiques tuméfiées ; le cordon qui les unit résulte lui-même de la tuméfaction d'un vaisseau lymphatique.

Cette disposition des tumeurs constitue les

cordes farcineuses ; d'abord petites, dures, indolentes et sans chaleur, ces tumeurs deviennent plus volumineuses, suppurent pour la plupart, tandis que d'autres sortent de la peau sous la forme de petits champignons. Lorsque le farcin occupe les membres, ils deviennent œdémateux, et l'animal boite ; souvent ces symptômes sont accompagnés d'un flux par les naseaux, sur-tout quand la maladie est grave ; flux que les vétérinaires peu expérimentés attribuent à une morve secondaire, et qui n'est, dans le fait, que le résultat de la phlogose que la diathèse générale a déterminée dans les narines ; quelquefois, cependant, la morve se joint au farcin, ce qui rend la guérison très-difficile. Lorsque la maladie fait des progrès, cet écoulement devient abondant, la respiration est gênée, le poil piqué, les membres s'engorgent, l'amaigrissement se manifeste, et l'animal meurt dans le marasme.

Cette maladie ne peut être produite que par la contagion. L'opinion de ceux qui nient le caractère contagieux du farcin repose sur un trop petit nombre de faits, pour mériter quelque confiance ; il n'est pas rare de voir des hommes cohabiter impunément avec des femmes infectées de la syphilis ; en conclura-t-on que cette maladie n'est pas contagieuse ? L'éruption qui accompagne souvent les grandes plaies, sur-tout celles du garrot, est due à l'absorption du pus, et n'est pas farcineuse. Les différentes espèces de farcin indiquées par quelques auteurs, ne sont que des modifications de la même maladie ; le farcin des membres, sur-tout des postérieurs, est le plus rebelle.

La diathèse, peu sensible dans le principe de la maladie, est toujours celle du stimulus; c'est pourquoi on doit lui opposer les contre-stimulans, et ne pas se borner, comme le font beaucoup de vétérinaires, à un traitement local qui ne guérit jamais radicalement. Il est ridicule de prétendre circonscrire la maladie, en renfermant les tumeurs dans un cercle pratiqué avec le cautère actuel.

Le traitement doit consister dans l'administration de quelques purgatifs aloétiques, à raser le poil autour des tumeurs, à les ouvrir avec le bistouri ou le cautère actuel lorsqu'elles sont molles, et à faire des onctions avec la pommade oxigénée ou autre onguent analogue.

Gale. La gale est une maladie cutanée, chronique, contagieuse, qui se manifeste par une éruption de pustules prurigineuses renfermant un insecte aptère nommé acare.

Chaque espèce d'animal domestique a une espèce d'acare qui lui est propre; aussi, la contagion n'est-elle à craindre que pour les individus de l'espèce à laquelle appartient celui qui est galeux. L'acare de l'homme a été découvert, en 1687, par *Bonomo*, de Livourne.

Dans son principe, cette affection paraît locale; mais, si elle est négligée, elle occasionne l'inappétence, l'amaigrissement, des ulcères, des douleurs articulaires, la cachexie, l'hydropisie, des abcès, etc ; de sorte que, si d'abord on peut en triompher au moyen des topiques seuls, il n'en est pas de même quand elle est avancée dans son cours; il faut de plus, dans ce cas, avoir recours aux contre-stimulans.

Les topiques à préférer sont : l'onguent mercuriel, auquel on ajoute du soufre sublimé, et dont on fait des frictions partielles; la pommade oxigénée; l'acide sulfurique étendu dans l'eau, préparation qui est presque généralement adoptée en ce moment, etc. Il existe une infinité d'autres moyens propres à tuer l'acare; mais il faut rejeter ceux qui sont trop compliqués, ou dont l'action est stimulante.

Quant aux moyens généraux, ce sont : la fleur de soufre, l'antimoine cru, la racine de plumbago europea, quelques purgatifs, etc.; la saignée est rarement nécessaire.

Tympanite et indigestion. La domesticité mettant les animaux qui y sont soumis dans l'impossibilité de choisir les alimens qui leur conviennent le mieux, de manger selon leurs besoins et à temps opportun, et de digérer paisiblement, les expose non-seulement à des indigestions, mais encore à la tympanite, qui en est presque toujours une suite nécessaire, puisqu'elle résulte de la présence du gaz acide carbonique qui se dégage des alimens alors en fermentation dans l'estomac, et que les plantes légumineuses fournissent surtout en grande quantité. Quoi qu'en disent la plupart des médecins, ce gaz est très-stimulant; aussi, détermine-t-il bientôt une inflammation notable.

La tympanite commence par la tristesse, l'abattement et la difficulté de respirer, qui résulte de la pression opérée sur le diaphragme par les viscères abdominaux; l'estomac se gonfle, se distend, et l'intestin participe ordinairement à cette distension; le ventre devient énorme et tendu; l'action des autres organes de l'abdomen, celle des gros vaisseaux de cette cavité est gênée; le pouls est gonflé et vibrant; souvent le gaz se répand dans le tissu cellulaire et donne lieu à un emphysème général; si l'on frappe sur le ventre, il résonne comme la caisse d'un tambour; l'œil est enflammé, les narines sont irès-dilatées, la langue est couverte d'un mucus tenace, les lèvres sont chargées de bave, l'haleine est fétide, l'animal ne peut exécuter aucun mouvement et meurt au milieu des convulsions.

Dans les ruminans, le flanc gauche est plus élevé que le droit, et il y a éructation.

On triomphe de cette affection en tenant l'animal à la diète, en lui administrant quelques onces de nitre, auxquelles on adjoint l'infusion de camomille et de fleur de sureau en grande quantité, et en le promenant au pas; au bout de quelques heures, on réitère l'administration du nitre. La saignée est utile, sur-tout quand l'animal a la tête lourde. Parfois il faut avoir recours à la ponction du rumen.

Les cas qui nécessitent une méthode curative diamétralement opposée sont extrêmement rares; cependant, un cheval qui paraissait condamné à périr, a été guéri au moyen de 24 onces d'eau-de-vie, associées à 32 onces d'eau distillée de menthe poivrée, le tout administré en deux fois.

Le mélange d'eau-de-vie et de nitre doit être rejeté.

On a aussi recommandé l'ammoniaque étendue dans l'eau, ainsi que l'eau de chaux.

Dans l'indigestion, le ventre n'est pas ballonné, ne résonne pas quand on le frappe, il n'y a pas difficulté de respirer, et le pouls n'est pas plein;

mais l'animal s'agite, se roule, gratte du pied, se plaint, se jette par terre, se relève furieux et couvert de sueur; le cheval paraît être affecté alors de l'encéphalite ; souvent il y a éructation et même vomissement assez copieux, sans que pour cela le cas soit mortel.

Les moyens à opposer à cette maladie sont : les cathartiques tels que la gomme-gutte, l'aloès, le tartre stibié, etc., associés aux boissons abondantes acidulées, ou composées d'infusion, soit de camomille, soit de baies de genièvre, etc. ; car le point essentiel, dans le cas d'indigestion, c'est de débarrasser l'estomac des alimens qui le surchargent; aussi, les animaux qui peuvent vomir guérissent-ils ordinairement sans les secours de l'art. Le tartre stibié peut être donné au cheval à la dose de 2 onces par jour, en quatre fois.

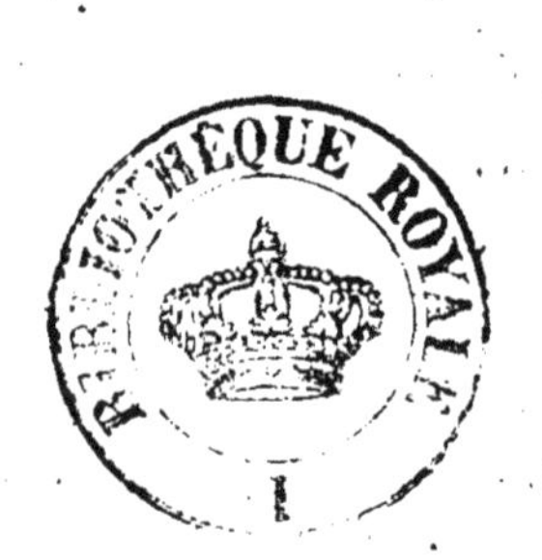

amcontent.com/pod-product-compliance
Content Group UK Ltd.
, Milton Keynes, MK11 3LW, UK
/021559260726
93UKWH00002B/933

9 782329 446431